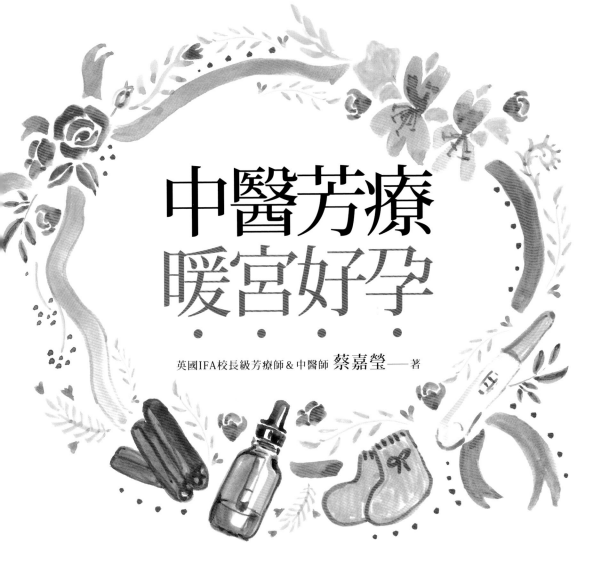

中醫芳療
暖宮好孕

英國IFA校長級芳療師＆中醫師 蔡嘉瑩——著

大樹林出版社

作者序 *Preface*

中醫芳療師知道的懷孕技巧：幫助一千個以上不孕症媽媽懷上寶寶

「香香老師，你的精油，什麼也不說，一個字『棒！』我備孕四年了，一瓶溫宮油還沒用完就懷孕了，遇上你真幸運。」這是一個有多囊卵巢症的患者一大早給我的留言。

每天幾乎都有這種開心事，經常還一天接獲好幾個人懷孕的消息。中醫芳療師這個職業讓我很驕傲。

曾經有患者說：「結婚後一直看醫生還是懷不上，對老公很內疚，經常想著乾脆離婚，自己一個人孤獨終老。」對於患者的煩惱我都很放在心上，所以我絞盡腦汁幫助每一位個案，後來也讓這位患者順利懷孕了。

由於我自己本身就是多囊卵巢症患者，我用精油解決自己的病症，順利生了三個孩子。五年前，我投入研究女性婦科問題，小玲算是我第一個婦科問題的患者，她也有多囊卵巢症的問題，跟男朋友在一起 6 年就備孕 6 年，長年吃西藥「達英 35（治療多囊卵巢症，用來促進排卵的藥）」，一停藥月經也跟著停。由於一直沒懷孕，所以被雙方家人催婚好幾年也不敢結婚。後來，她通過朋友找我用芳香療

法治療婦科問題，我給她用「溫宮補腎精油」，第二個月生理期就正常了，第六個月就懷孕，生下了兒子。半年前，聽她說又生了一個兒子，她很遺憾說：「沒想到第二胎又是兒子！」。我說：「再接再勵懷個女兒，這根本不是問題。」她現在月經完全正常了，28～30 天來一次，很規律！

　　簡單來講，多囊卵巢症就是卵子在卵巢裡不成熟，沒有滑落到子宮，卵子停留在卵巢了。從超音波（B 超）裡可以看見每一邊的卵巢都起碼塞著 12～13 個不成熟的卵子，所以患者的卵巢會比正常人大，子宮內膜因為沒有每個月剝落一層功能層，所以會比正常人子宮內膜要厚、硬！多囊卵巢症患者在女性性激素六項檢查（卵泡雌激素、黃體生成素、孕酮、雄性激素、催乳素、雌性激素）中，大部分都有雄性激素（睪酮）偏高（常大於 $2.6nmol/L$）的問題，因無法順利排卵而不孕。

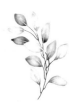

　　中醫上，大部分多囊卵巢症患者病因是「痰濕、脾腎虛」，然後因為懷孕壓力問題，90%的人也有肝鬱問題。根據中醫辨證，我會給她們訂製「提脾陽精油膏」提升脾胃陽氣，調整脾胃運化能力，脾腎虛用「溫宮補腎油」改善腎陽，養護卵巢功能產生優質的卵子，並有助於溫暖子宮。用「疏肝精油」改善肝鬱問題。

　　「宮寒」是懷孕最大的敵人。其實，人體可以比喻成大自然，腎和太陽一樣，腎陽好可以溫煦身體臟腑，卵巢受到腎陽的溫煦，卵子才能優質成長，子宮等於土地，土地要有營養才能讓樹苗成長，要有溫暖的陽光，春天種子才會發芽。

　　肝鬱是 99%的女人會有的問題，運用「疏肝精油」根據肝木的特性疏解壓力，調理肝木的曲直。疏通肝經了，氣血自然暢順了。由於

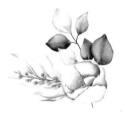

肝經主管我們的情緒，情緒焦慮會直接關乎內分泌問題，肝鬱除了導致乳腺增生（或乳房囊腫、乳房纖維腺瘤、乳癌），還會影響到月經不調。

另外，子宮肌瘤、陰道炎、慢性盆腔炎、卵巢早衰、卵巢囊腫、巧克力囊腫……多種婦科問題都會造成不孕。子宮肌瘤就算是懷孕，肌瘤跟著變大，搶走養分，胎兒會容易早產。陰道炎、慢性盆腔炎，因為有發炎症狀會妨礙受孕，妨礙精子進入子宮。卵巢早衰，就是沒有卵子了，月經也越來越少，基本上不會懷孕。卵巢囊腫、巧克力囊腫，西醫經常會以開刀處理，很容易傷了卵巢的機能。所以，在懷孕之前，有必要好好調理、解決本身的婦科問題，而用精油來調理是有效且無副作用的方式。

對我來說，中醫芳療師是一份工作，一個興趣，也是一個使命。

芳香療法有很多派系，很多派系的芳療師都喜歡研究精油的化學成分，配方也是從化學成分入手，這樣就很像合成一個化學藥物。而我比較喜歡研究精油植物，研究中藥植物，研究植物本身，研究它們的成長。我喜歡跟植物交流，和精油對話。

還記得 2017 年去英國 IFA 協會舉辦的年度大會，主席 Pauline Allen 介紹我認識一個植物學家及藥草學家 Alan Howell，和他一交談立馬有相識恨晚的感覺。Alan Howell 邀請我和同事佳佳去他家看植物藥草，我們馬上答應了！一上車，我才擔心起來—才剛剛認識不到兩小時，萬一被拐賣了怎麼辦？Alan Howell 開車時，我還發了 GPS 定位給自己的朋友。但是，一去到他家，我們看到某個房間內四面牆壁的壁櫃都是藥草酊劑，都直接瘋了。

Alan Howell 不大的院子裡種滿了各種植物，月見草、琉璃苣、白

珠樹，還有一棵歐白芷。他告訴我們，這棵歐白芷長了兩年還一米多高，然後忽然有一個晚上忽然增高了一倍。

Alan Howell 告訴我歐白芷的事情，讓我從重新審視歐白芷這個植物。精油來自植物，具有植物最原本的面目以及性格，歐白芷精油氣味強烈，屬於傘形科植物具有強大的氣場及能量，是一個不可代替的滋補油，用於改善月經不調，調理不孕不育的問題，以及對抗胸腔、腹腔感染的效果非常出色。

植物的能量來自自然，自然界的能量巨大而且無窮無盡，社會高速發展為人們帶來了豐富的物質，同時也帶來了身體的傷害。精油和中藥都是植物的化身，我在書中也介紹了可以搭配使用的中藥湯方，一起調理身體。植物精油讓我的患者療癒身體，順利懷孕，這是最天然、最健康的療法。

精油諮詢請洽：

大樹林
LINE

大樹林
WeChat

塗抹精油改善體質後，
她們都自然懷孕了

「我有多囊卵巢症，看醫生折騰了一年多，吃西藥、吃中藥、打針都沒有幫助。用精油不到一個月，月經竟然準時來了；用到第三個月，竟然懷孕了。」——詠惠

「備孕時，我發現自己有子宮肌瘤，醫生說非開刀不可。我第一個想到香香老師，用了一瓶半的溫宮補腎油後，我再次去檢查時，醫生用質疑地語氣問說：『誰說你有子宮肌瘤的？』當時我嚇了一跳，真的是隔空打『瘤』。一萬個感謝！今年七月，喜得一位小王子。」——玫瑰

「我因為多囊卵巢停經兩個月，醫生建議我服用避孕藥。從醫院出來我聯繫香香老師。香香說，我除了有多囊卵巢症侯群，還有宮寒和脾胃差的情況。她為我調配了溫宮補腎油、提脾陽膏，讓我搭配薑精油一起使用。沒想到第二個月月經就來了。第五個月，沒想到懷孕了！」——Kelly

「抹了溫宮精油懷孕了，真的好神奇，抹了就排卵了，之前打幾年的排卵針都不排卵。」——蚊子

「用了溫宮油突然就懷孕了，溫宮油簡直拯救了人類，之前一直看醫生說我的體質很難懷孕。」——小玫

「如果沒有你都懷不上寶寶，我 35 了，試管都做過了，所以生完馬上要調理再生第二胎！精油真的很好很神奇，看了那麼多醫生，抹了就知道，懷孕了我自己也不敢相信。」——Candy

「我朋友 38 歲，月經正常，每個月來 6 天，週期 25—27 天，嘗試一年多無法懷上第二胎。檢測 AMH 指數只有 1.087，她幾乎想放棄了。用了精油終於懷孕了。」——芳芳

「我終於懷孕了，我要大大感謝香香老師，我老公說氣血雙補油是神油啊！準備懷孕 4 年了，吃中藥一年也沒氣血雙補油的作用大。」——冬兒

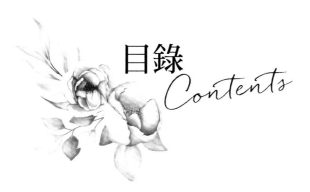

目錄 Contents

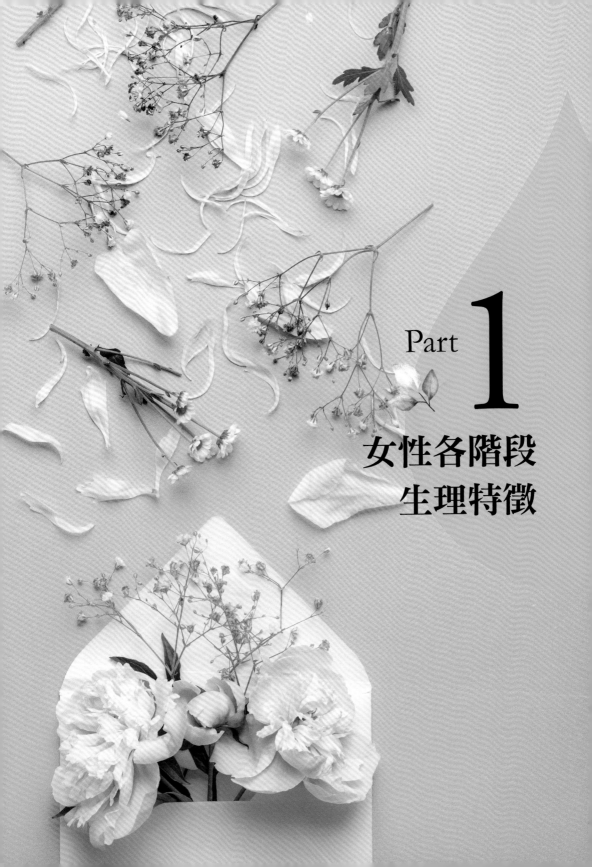

Part 1

女性各階段
生理特徵

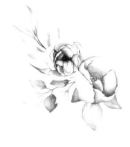

女人一生的重要關鍵時機

一、從黃帝內經來看

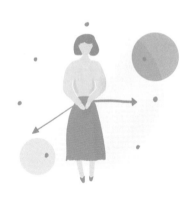

〈素問・上古天真論〉：

「女子七歲，腎氣盛，齒更髮長；

二七而天癸至，任脈通，太衝脈盛，月事以時下，故有子；

三七，腎氣平均，故真牙生而長極；

四七，筋骨堅，髮長極，身體盛壯；

五七，陽明脈衰，面始焦，髮始墮；

六七，三陽脈衰於上，面皆焦，髮始白；

七七，任脈虛，太衝脈衰少，天癸竭，地道不通，故形壞而無子也。」

　　《黃帝內經》裡很明確講到女性一生的生理特點，女子以「七」為基礎──七歲，腎氣盛指 7 歲女生的腎氣旺盛。

　　二七開始任脈通，太衝脈盛，月經事以時下，也就是到 14 歲，腎陽潛藏足夠了，自然就來月事了。

　　三七到五七（21 歲到 35 歲）是女性氣血最旺盛時期，月經很平穩。

　　35 歲之後，脾胃生化氣血功能開始差了。人體很聰明，氣血分配也按照維持生命的重要性來分配，因為生殖系統不是維持生命的核心，所以分配的氣血就越來越少。

　　「七七任脈虛，太衝脈衰少，天癸竭，地道不通，故形壞而無子也」，內容裡講述了月經來跟腎氣、陽明脈[1]、太衝脈[2]的關係很密切。

　　女性的月經主要圍繞著氣血的變化而改變——幼兒時期形氣未充，七歲腎氣開始盛了，就換牙了，腎氣經過七年的充盈豐盛了。二七進入青春期了，月經就來了，至此之後就可以懷孕了。二七、三七、四七、五七，這些時期應該是女性氣血最好，人生最豐盈的時間。到了七七，任脈虛，太衝脈衰，氣血隨著年紀大越來越虛，就開始進入更年期並慢慢絕經了。

二、女人每個階段的生理變化

胎兒期

　　父母的腎氣兩神相博，合而成形，在媽媽的子宮裡孕育 280 天成人降生。

新生兒

　　兒童時期要保護好脾胃，不要過多冰寒、油膩食物，特別現在很多女孩子 7～8 歲性早熟，主要是幼兒時期飲食過多補品，或吃過多組合肉；或被施打激素的肉類，過早啟動了孩子腎陽相火，冰寒的食物、水果、乳製品傷了脾胃。如果脾胃傷害太過了就會氣血滋生無源，導致孩子以後月經稀少、卵巢早衰；孩兒時期過多羊肉，烏雞，乳鴿等滋補品，特別是乳鴿

1　陽明脈衰：因為陽明經脈經過臉部，所以三十五歲之後，臉就容易看起來憔悴。

2　太衝脈衰：到了四十九歲之後，陰精血液都不足了。

含極高泌乳激素，我做很多女生的多囊卵巢症，一開始月經就因為泌乳激素高導致多囊卵巢症候群。還有很多女孩子性早熟的原因也是吃太多乳鴿導致泌乳激素太高。

青春期

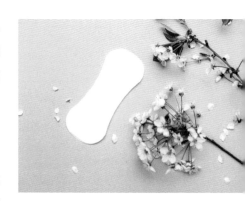

　　女生出現第二性徵，胸部開始長大，就逐漸不再長高。**月經來**是青春期的一個重要標誌，作為父母要多關心孩子的心理狀況，教育孩子怎麼處理衛生，教導孩子不要吃喝過多冰寒食物和飲料。**因為喝太多冰寒食物會導致宮寒、月經痛**。我有一個患者就是小時候吃很多冰棒（雪糕），年輕時月經來還吃冰棒。她說一天可以吃 7、8 個冰棒。然後慢慢開始月經痛，最厲害的時候月經痛得呼天搶地，冷汗淋漓。一個早上體重可以掉兩公斤。

　　宮寒是很多女孩子忽視的問題，嚴重的宮寒會導致不孕；日常飲食應該以五穀為主。

　　經期過後，媽媽可以根據孩子的體質煲四物湯或八珍湯補充月經流失的氣血，如果孩子有月經痛或月經不暢，可以泡了紅糖薑母茶或益母草給孩子喝；也可以尋求身邊的中醫芳療師調配對應精油，用塗抹精油解決問題。進入青春期，雖然孩子生殖系統沒有完全成熟，但是已經可以懷孕生孩子了。此時，務必為孩子建立良好的健康基礎。

成熟期

　　又可以叫生育期，從 18 歲開始是女生的全盛時期，卵巢功能和內分泌都是最旺盛的！

　　我們每次月經來的時候，要注意以下幾件事：

1. 盡可能不要太勞累。

2. 不要在月經期間受風寒，儘量不要在月經來的第一、二天洗頭。

3. 不要生氣，避免肝鬱。

4. 吃溫熱的食物，幫助血液循環順暢。

5. 同時可以讓芳療師根據你的體質調配適合你的溫宮油、疏肝油，幫助維護氣血充盈暢通。

還有生完孩子，真的要好好坐月子，並注意以下幾件事：

1. 月子期多臥床休息。

2. 千萬不要讓冷氣直吹身體。

3. 出門要帶帽子。

4. 洗頭後必須要馬上吹乾頭髮。

5. 生產後容易氣血不足，也可以調配精油幫助身體恢復。

生完孩子後氣血會劇然下降，所以新陳代謝會慢很多，這時候不能急著減肥，必須等身體氣血恢復得差不多了，減肥才有效，書中寫的「氣血雙補油」就是針對女性氣血雙虧虛調配。

沒學中醫之前，我就是偏偏不信這一套，生完第一胎時，因為怕變胖，一丁點也沒有進補。所以，後來就吃盡苦頭，每個月幾乎一半時間都在感冒。其中一次還差點丟了小命。當時我在床上連伸手拿水杯的力氣都沒有，家人煮好粥給我吃，一碗粥要分 5 次才吃得完。當時我腦袋無比清醒，我知道無論如何辛苦，我必須要把粥吃完，否則我根本沒辦法恢復健康。後來學了中醫，遇到許許多多比我更悲慘的人——有的月子頭入風了，根本見不得風，任何時候都頭疼；有的全身骨頭都痛；有的腹腔附件炎。女人要擔負一個家庭，撐起半邊天，任何時候都得先學會愛自己。只有懂得愛自己，才有能力愛孩子；只有好的身體，才有能力愛孩子、愛父母、愛家人。

生殖系統對於女性的重要性毋庸置疑。首先，在生殖期我們要有計畫、有方法的準備懷孕：

1. 孕前檢查。

2. 用科學的方式（排卵試紙、量基礎體溫、照超音波）監測排卵狀況。

3. 備孕期間要調整生活習慣：戒掉抽煙、飲酒，遵醫囑謹慎服藥，均衡飲食，保持運動習慣，控制體重，避免熬夜，保持平常心，適當抒解壓力……。

任何流產都對我們身體傷害非常大，嚴重的還導致不孕不育。故，若有小產，務必比照足月生產般做好飲食進補，做小月子也十分重要，應好好休息。另外，也不要胡亂減肥，我有一個患者在網路上買了減肥藥，吃了不到一個月，出現心悸、噁心、掉髮、月經紊亂等副作用。還有經常染頭髮接觸化學品，這些對我們女性生殖系統都傷害很大。研究顯示，髮型師出現卵巢早衰是其他職業的五倍。

失眠、熬夜、壓力大，以及情緒波動巨大，這些都會明顯影響我們內分泌系統分泌荷爾蒙，直接影響到卵巢功能。長期的情緒不穩會造成我們卵巢功能衰退，所以保持心情愉悅、疏通肝經很重要。一個女人心情好，就會氣血暢旺，人也必然神采飛揚。這種發自骨子裡的美是任何高級化妝品都達不到的境界。

年輕時期我們比較注重**提升腎陽**，不能每天吃很多寒冷食物！會拖垮了脾胃，牽累了腎陽。隨著年紀漸長，身體大量流失氣血，我們飲食上要轉換成注重**滋陰養血**。儘量少吃一些重口味、辛辣食物。充其量淺嘗一兩口即可，因為辛辣重口味的食物多數會耗陰傷陰。

| **年輕女性** | → | 提升腎陽 | 忌 寒冷食物 |
| **中年女性** | → | 滋陰養血 | 忌 重鹹、辛辣食物 |

絕經期

　　七七，腎氣衰竭，天癸乾竭而月經絕。此階段，生殖系統、乳房慢慢萎縮。在更年期，有些女人會出現潮熱盜汗、煩燥易怒、失眠健忘、頭髮狂掉、牙齒鬆軟等情況，這些可以借助精油舒緩身體的這些反應，我建議**在成熟期**（18 歲至更年期之前）就開始使用精油及中藥湯方，才能盡量往後順延更年期。

　　如果每一個女性都有規律的月經週期，那麼也沒有我們什麼事了。但是，偏偏這幾年我接觸到很多 30 歲不到就卵巢早衰的案例。卵巢早衰最明顯的徵兆就是月經量急劇減少。抽血檢查抗繆勒氏激素（anti-Mullerian hormone，AMH）數值低得可憐。抗繆勒氏（AMH）是檢驗卵巢的生殖水準的指數，AMH 的正常值介於 2～6.8ng/ml 之間，隨著我們女性年紀增長，AMH 數值慢慢往下跌。

　　所以，女性從青春期到成熟期，都應該懂得好好調理身體、作息規律、擅用精油保養子宮和卵巢。女人一旦養好肝、脾、腎三臟器，就能維持良好的生殖功能，幫助女性能夠懷孕當媽媽。

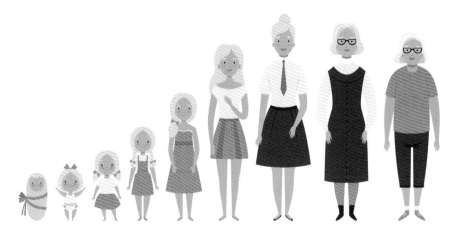

▲從胎兒期、新生兒、青春期、成熟期到絕經期，女人的一生就是腎氣充足到衰竭，生殖系統從發育到逐漸結束功能的過程。

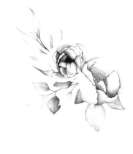

調理婦科必須記住的四經脈、四穴道、四區域

　　女性的月經跟脾肝腎三個臟腑有很大關係，腎藏經，主生殖，肝藏血主疏泄，脾主腐蝕水穀，把它們消化，吸收，轉化成氣血運化供應給各個臟腑。本書的精油配方主要塗抹在改善這三個臟腑的區域和穴位上，請參考以下圖片來使用。

1. 調理月經、提腎陽──腎經、子宮區、後腰腎區、命門穴、八髎穴

　　本書適用的精油複方：**溫宮補氣油、溫宮補腎油、氣血雙補油、溫宮提陽油、溫宮化結油、補腎養血油、大補元氣油**

　　用法：每天早晚各一次，10 滴精油抹在子宮位置（小腹），10 滴精油後腰腎區和命門穴、八髎穴[1]，將精油輕輕按摩直到吸收。

1　八髎穴位在尾椎。由上到下依序為：上 、次 、中 、下 ，左右對稱，所以一共八個穴道。

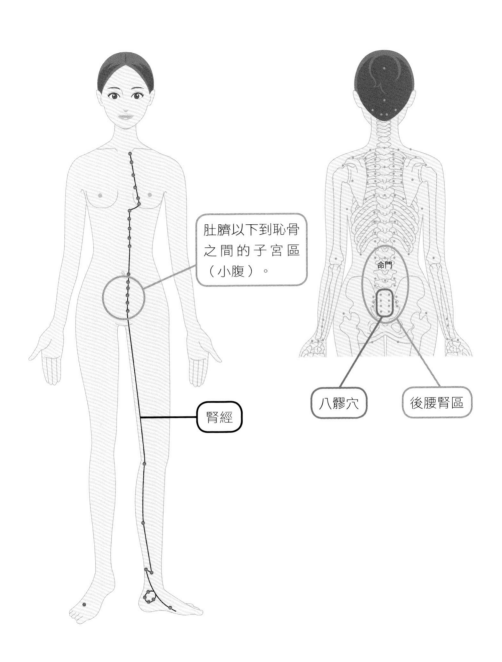

肚臍以下到恥骨之間的子宮區（小腹）。

腎經

命門

八髎穴

後腰腎區

2. 解肝鬱、消除乳腺增生——肝經、右胸下方肝區、膻中穴、 太衝穴

　　本書適用的精油複方：**舒肝化結、舒緩乳腺增生油**

　　用法：每天早晚各一次塗抹 5～6 滴油抹在右胸下面肝區，以及乳腺增生（乳房硬塊）的地方，2～3 滴抹在膻中穴上，用手掌的大魚際往上推撥，以及 2 滴抹在雙腳大拇指和食指之間的太衝穴，往腳趾方向推，直至精油被充分吸收。

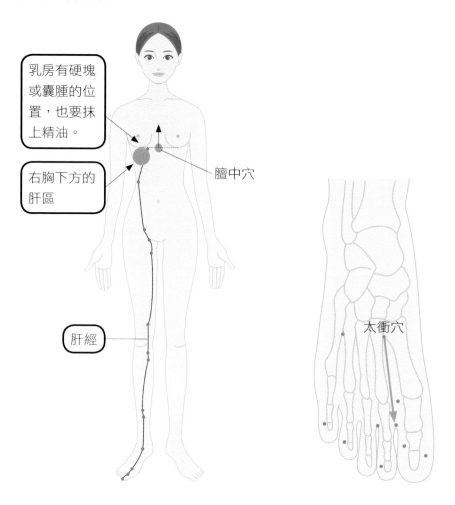

乳房有硬塊或囊腫的位置，也要抹上精油。

右胸下方的肝區

膻中穴

肝經

太衝穴

3. 提升脾胃功能——脾經、胃經、脾胃區

　　本書適用的精油複方：**脾胃膏、提脾陽膏**

　　使用方式：取黃豆大小份量的精油膏，每天早中晚飯後，抹一次。順時針繞著肚臍按摩到吸收，雙手大拇指單方向往外刮，十天後雙手大拇指來回刮，平補平瀉。

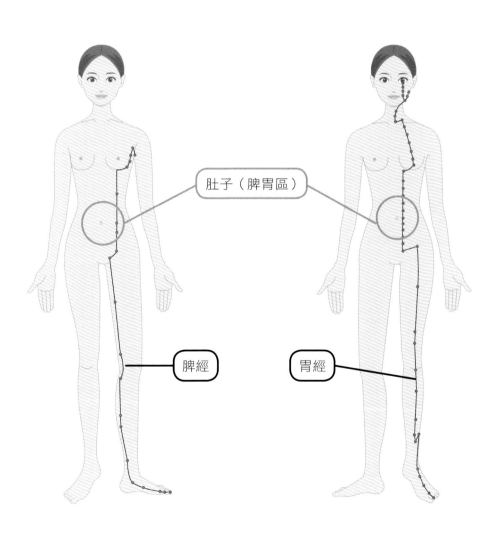

肚子（脾胃區）

脾經　　　　胃經

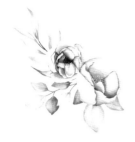

DIY 精油膏的祕訣

1. 精油膏的好處

　　我喜歡把配方做成膏狀，使用更方便，而膏體還可以加入一些中藥萃取物，針對不同問題來加強效果。處理呼吸道、鼻炎、腸胃問題都很適合做成膏狀，膏狀和油狀比較，膏狀可以延長精油功效，調製膏的基底油也能增加許多功效。

2. 精油膏的調製比例

	原蜂蠟	蘆薈脂	基底油 （中藥浸泡油）	DIY 用品
罐裝精油膏	15g	8g	30ml	提脾陽膏
	10g	5.3g	20ml	

※以上比例參考使用，原蜂蠟指未精緻的蜂蠟，建議使用麥蘆卡蜂蠟。基底油可使用荷荷芭油或甜杏仁油。

　　夏天可提高原蜂蠟的比例使硬度變高，脂類（如：蘆薈脂）越多保濕度也就越佳，另外，蘆薈脂可以協調膏體軟硬度，包覆著精油進入細胞調節精油的揮發速度，安撫皮膚細胞抗發炎。

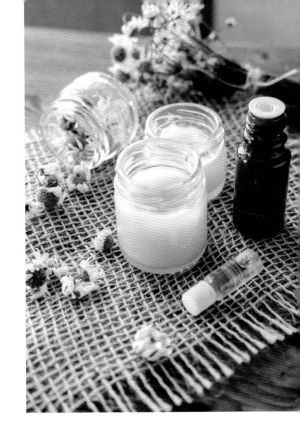

3. 製作精油膏（單位：50g）

材料

原蜂蠟

蘆薈脂

基底油

精油配方

（用電子秤量好份量）

工具

100ml 玻璃量杯

不鏽鋼鍋

電磁爐

玻璃攪拌棒

玻璃面霜罐（50g）1 個 （可至化工行購買）

溫度計

Tip：工具洗淨後，用奶瓶消毒鍋烘乾。

精油膏作法

1 將原蜂蠟、蘆薈脂、基底油依序加入 100 毫升玻璃量杯裡。

2 混合均勻，並放到電磁爐上方隔水加熱（不銹鋼鍋內裝冷水，再放
   入量杯，冷水不要超過量杯液體高度）。

3 加熱至原蜂蠟融化（約 60 度）後關火。

4 把精油配方依序加入玻璃量杯裡攪拌均勻。

5 倒入玻璃罐裡，在常溫下凝固成膏體即可。

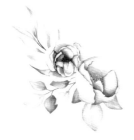

從舌診見體質

為什麼要舌診？

　　我絕大多數的患者均用網路進行芳療諮詢，這些年來每天平均要看每天 200 個患者左右。我都是讓患者拍舌頭照給我診斷，舌診簡便易行，舌象的變化可以準確反應病情瞭解病情的發展，是辨證論治的重要依據。《臨證驗舌法》上寫「凡內外雜症，亦無一不呈其形、著其色於舌……惟以舌為憑，婦女幼稚之病，往往聞之無息，問之無聲，唯有舌可驗。」

　　臟腑經絡聯繫於舌，舌為脾之外候，足太陰脾經連於舌本，散瘀舌下，脾為氣血生化之源，氣血精液充養於舌。舌診是通過觀察病人的舌質、舌苔，從而瞭解病人的生理功能和病理變化。

　　我每個患者都要看舌頭，從舌頭的舌勢、舌質、舌苔、舌邊，以及舌面的水液分布及滋潤度，配合患者的年紀，可以很準確分析臟腑功能和氣血狀況，從而可以讓我準確辨證該調配什麼精油配方。

舌診解析

A 患者 31 歲

　　主訴：子宮肌瘤及月經期長，每次來 8～9 天，只有前一兩天量正常，之後的 6～7 天，滴滴漏漏拖到 8～9

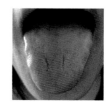

天才會結束。

　　舌診：脾腎陽虛舌，外加陰虛、肝鬱，色質淡嫩，容易生痰。A 患者想要懷上寶寶，但是由於子宮肌瘤、肝氣鬱結，加上氣血差。氣血差造成體虛，這樣子問題就來了，剛好肝氣卡在子宮裡，因氣血停滯而形成肌瘤。所以，任何人氣血暢旺什麼問題都解決了，正常年輕人和老年人的根本分別在於氣血，氣血暢旺排除毒素特別好，可以排除一些不該有的細胞。氣血差血液流動慢，越來越慢血液就滯留成塊，肌瘤就形成了。

　　解決方案：活血化瘀，這個活血先決條件是氣血暢旺，所以提升脾胃功能，同時疏理肝經，並通暢鬱結的肝氣。

H 患者 29 歲

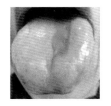

　　主訴：月經前胸漲痛，經常胸口會覺得有石頭壓著，氣卡著透不上來的感覺。

　　舌診：舌相陰虛、肝鬱、脾陽虛，這舌頭「肝木壓脾土」的現象很明顯。正常來說，木是長泥土上的，但是肝鬱、肝火旺就會反悔了脾土。她因愛生氣導致肝鬱，也影響了脾胃運化，導致舌面一層白膩。另外肝鬱壓生火也耗傷身體的陰血陰液。這種舌頭比較容易出現乳腺問題和子宮肌瘤，長期這樣下去會減少月經量，導致卵巢早衰。

　　解決方案：疏肝解鬱，滋陰養血。

Y 患者 45 歲

　　主訴：平時容易累，月經量不多，會點滴不止。

　　舌診：氣血虛、陽氣虛，脾腎陽虛比較嚴重。她的舌頭完全看不見血色氣血，生化功能很差。舌面上濕、滑膩，患者這舌頭形成的主要原因跟年紀及平日生活習慣、飲食習慣有關。女性身體狀況由氣血主導，氣血好會讓皮膚光澤亮、氣色紅潤，卵巢

和子宮機能也會耐操很多，更年期也肯定比正常人延後很多。所以，我們平日飲食要注意的是食物對脾胃有沒有益處。這種體質很容易有卵巢囊腫、甲狀腺結節及乳腺增生。

解決方案：氣血雙補油、提脾陽膏、薑精油、疏肝解鬱油。

J 患者 40 歲

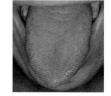

主訴：月經不調，月經稀少，三年前被診斷為卵巢早衰，子宮體積縮小。

舌診：舌頭明顯比頭臉小，舌苔黃膩，舌體偏薄；脾腎陽虛，氣血不足。女性到 45 歲開始脾胃功能明顯走下坡就會出現這種舌頭，脾胃功能差，氣血生化乏力，氣血不足以濡養五臟六腑，身體器官以子宮為首就會縮小，而脾胃不能生發陽氣，水液運化就不好，上泛於舌形成膩滯。

解決方案：提升脾胃氣，壯腎陽以滋生氣血。

D 患者 32 歲

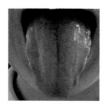

主訴：月經延後，會經痛。

舌診：舌質暗沉，舌苔膩滯，舌邊呈波浪狀，屬於痰濕體質。月經常常延後很大機率是多囊卵巢症，而多囊卵巢症大部分都是脾腎陽虛體質，脾腎的陽氣虛，氣血都會弱，直接影響到卵子的成熟，卵子不成熟就沒辦法按時排卵到子宮。脾腎陽虛很容易生痰，然後生痰又阻礙了氣血運化，外加 90％女性都有肝鬱問題，脾腎陽虛，加上痰濕、肝鬱的這種體質，除了多會患上多囊卵巢症，還容易罹患子宮肌瘤、卵巢囊腫、乳腺增生、甲狀腺結節等病症。

解決方案：提升脾陽促氣血暢旺，疏達肝經，升壯腎陽。

C 患者 32 歲

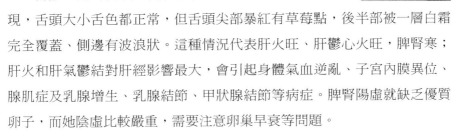

主訴：子宮內膜異位，每個月月經痛 3 天，結婚三年不孕。

舌診：她的舌頭上面明顯缺乏津液，屬於陰虛的表現，舌頭大小舌色都正常，但舌頭尖部暴紅有草莓點，後半部被一層白霜完全覆蓋、側邊有波浪狀。這種情況代表肝火旺、肝鬱心火旺，脾腎寒；肝火和肝氣鬱結對肝經影響最大，會引起身體氣血逆亂、子宮內膜異位、腺肌症及乳腺增生、乳腺結節、甲狀腺結節等病症。脾腎陽虛就缺乏優質卵子，而她陰虛比較嚴重，需要注意卵巢早衰等問題。

解決方案：溫宮補氣（化結）油，疏肝化結油，藍甘菊膏清熱。

Column

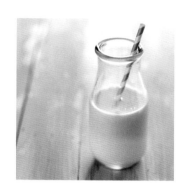

為什麼不能喝牛奶？

　　首先，人長大了，人體會進化，長出牙齒後脾胃會進化。**牙齒長出來後，脾胃不再分泌消化牛奶的消化酶**。牛奶就滯留在脾胃裡，牛奶質地黏膩，甜膩性質寒涼會困住脾胃。特別是，現代人的體質脾陽大多已經很弱了，新生兒脾陽更差。再來，母牛只會在生小牛時產奶，但是畜牧業為了讓乳牛的泌乳時間更久，並提高產量，會給乳牛施打生長激素（rbGH），維持乳牛一年至少有 305 天是泌乳期。長年累月一直泌乳（產牛奶），母牛身體肯定很虛。那麼母牛生病就打抗生素治療，長期下來惡性循環。

　　牛奶要做成奶粉一千萬罐都一樣品質，必須先將生乳滅菌、脫色、脫味，天然的營養素會被破壞，然後可能額外加入化學的色素、糖精、香精、奶精，以及人工製成的維生素。

　　那麼這個牛奶還有價值嗎？

　　天天喝牛奶，累積「痰」、「濕」，讓腸胃充滿「寒氣」。胃寒就容易拉肚子，水濕就會生痰，是造成過敏體質之源，過敏性鼻炎、氣喘跟著來。

　　重點來了，如果脾胃壞了，就是每天給你吃一條龍，你也吸收不了！

　　嘗試不喝牛奶，一兩個禮拜你的腸胃就會感受到差異了。

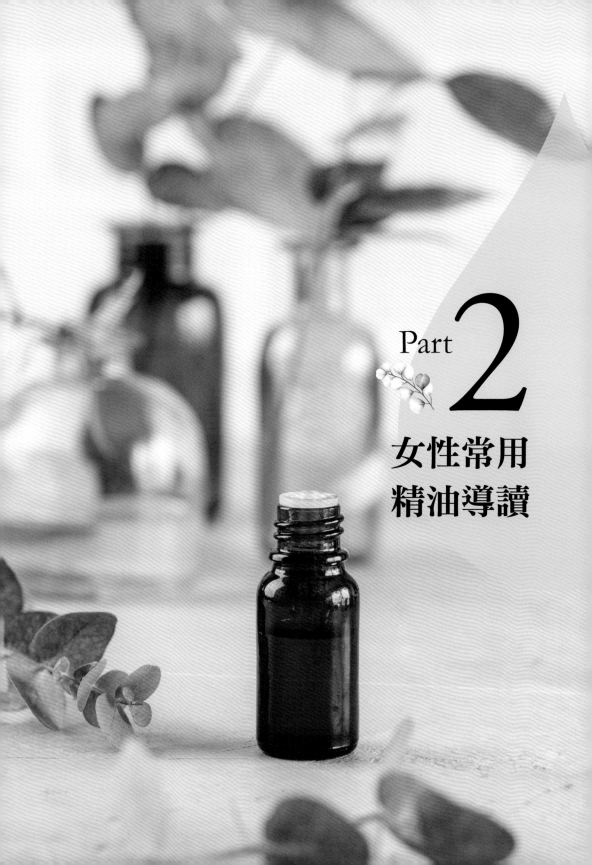

Part 2

女性常用
精油導讀

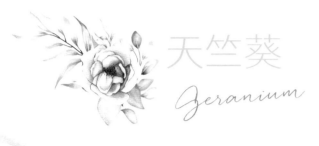

天竺葵
Geranium

　　在女性月經問題方面，我經常使用天竺葵精油，因為它有很好的平衡作用。無論是情緒，還是月經、內分泌失調，它都能引導我們達到平衡。它的功效和產地有直接的關係，法國殖民地「留尼旺島」出的天竺葵叫做「波旁天竺葵」，我比較常用它；還有中國雲南是「玫瑰天竺葵」的最大產地，我也常用到；中國甘肅也有產天竺葵，功效則偏向殺菌及調節皮膚油脂分泌。**天竺葵萃取自植物的花和葉，所以氣味具有明顯的花香調，它在婦科調理上有出色的效果。**

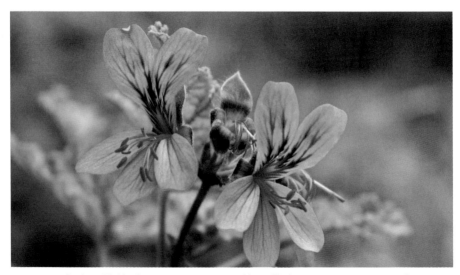

▲玫瑰天竺葵（Rose Geranium，拉丁學名 *Pelargonium roseum*）

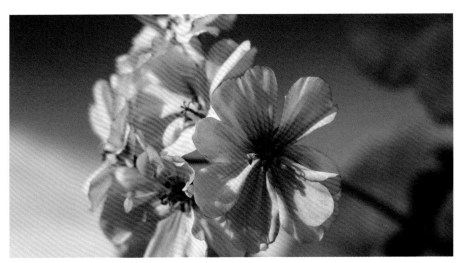

▲波旁天竺葵（Geranium Bourbon，拉丁學名 *Pelargonium x asperum*）

　　因為女人的月經問題跟情緒有很大的關聯，壓力和情緒緊張會導致月經不調。

　　這類的患者我遇過很多，幾乎每天都有，有個患者 KK，從讀書到工作都是一帆風順的，然後忽然換了主管（領導），工作上挨批了幾次，壓力像山一樣大，換主管後的第二個月就月經不調了，足足延遲了 10 幾天才來。第三個月也是這樣，KK 更慌亂了，連夜失眠，下巴長很多痘痘，去看醫生，醫生診斷為內分泌失調，檢查激素六項，泌乳素飆高，正常泌乳素標準應該要在 0.08～0.92 之間，高於 1.0 就屬於高泌乳素，泌乳素是一種單純的蛋白質激素，主要作用在懷孕期促進乳腺增生，在哺乳期促進生成和排出乳汁。

　　患者的泌乳素高達 5.2，可想而知這個患者情緒有多緊張，中醫上緊張屬於情志問題，情志除了會產生肝鬱一系列問題，也會對內分泌有直接的影響。所以，我主要從疏導她的情緒入手，調配一瓶**疏肝解鬱油**（成分含有波旁天竺葵、佛手柑、馬鞭草酮迷迭香、高山薰衣草、地黃、西柚精

油，調 3% 濃度），疏導她肝氣的鬱結，舒緩緊張的情緒。每天早晚抹在右胸下的肝區、由膻中穴往上推，並由太衝穴向腳指推，排除廢物。

安睡純油（成分含有玫瑰天竺葵 2ML、義大利橙花 1ML、羅馬洋甘菊 1ML、玫瑰 15 滴、廣藿香 3 滴、茉莉 2 滴，配成純精油），用法很靈活，可以用來泡澡，也可以在緊張的時候抹在手腕處嗅吸，晚上睡覺前用來薰香。

玫瑰天竺葵含的香茅醇相較波旁天竺葵多，它更具有玫瑰的氣息，對於放鬆情緒更有優勢，玫瑰天竺葵和玫瑰精油相搭互補了陰柔，晚上睡覺是最好的養陰活動，再搭配微量的廣藿香精油可以排除焦慮，幫助入睡提升深層睡眠。這個配方還能抹手腕當香水，用以提升個人自信。

因為 KK 的問題來源是自信心不足導致的情緒緊張，必須解決她焦慮的源頭，很多時候一個人越在乎一個事情，這個事情的發展離期待越走越遠。

還有**氣血雙補油**（成分含有當歸、川芎、老檀香、波旁天竺葵、月季花、血橙精油，調 6% 濃度）。

這裡的波旁天竺葵主要取它的硫化物，硫化物在身體內曾推動經絡裡氣體流動，帶有溫暖的特性，跟老檀香形成很好的互動，還有它可平衡腎上腺髓質，幫助規律月經讓女性的六項激素標準回復平衡的狀態。在這種情況下，波旁天竺葵就很好用了。而血橙主要有理氣補血作用。

因為 KK 情緒的焦慮已經造成陽亢的出現，陽亢就會耗傷陰血，必須要把血存量補上來才能維持每個月的月經排除，如果光考慮讓月經強行來，月經只會好一段時間就後繼無力了，因為根本無血可排，接著很快就會卵巢早衰進入更年期。女子以肝為天，以血為主，三個配方並用，肝腎血都兼顧到了，然後還讓 KK 每天適量運動，可以瑜伽，可以冥想，也可以慢跑，配合了加味逍遙丸一起，KK 的月經很快就恢復規律了。去年年初，KK 找到她生命中的伴侶，同年還生了個胖娃娃。

天竺葵精油對於情緒引起的月經不規律有良好的表現，玫瑰天竺葵在

引導情緒平衡上比波旁天竺葵更好一些，而波旁天竺葵的化學成分比玫瑰天竺葵要複雜很多，所以氣味層次感也厚很多，它含有少量的的薄荷酮和薄荷腦，會帶來清新涼爽的感覺，這很適合用於處理更年期陰虛火旺的情況。這種更年期的女性舌質紅降，火氣很猛，看誰都不順眼，逮到誰誰遭殃。

疏肝養陰油：波旁天竺葵 30 滴，馬鬱蘭 10 滴，薄荷 10 滴，羅馬洋甘菊 10 滴，藍艾菊 5 滴，調和在 20ml 基礎油裡，抹在肝經或者手的前臂。清理天河水效果特別好，配方主要有平肝，疏導肝鬱，滋陰涵陽的作用。

更年期女人用了連睡眠也會好很多，這樣子也很好幫助養陰哦。

天竺葵的生長條件很挑剔，要疏水好的沙質土壤，泥土太黏它的根會爛，大量的精油藏在葉子的油線囊裡，所以也要有足夠的陽光進行光合作用，儲存它療癒的能量。

精油之所以有治療作用，也是因為它和人類共同生活在自然界，無法切割相互的關係，大自然的能量是無法估計的。

人之所以生病是由於某一方面的能量丟失了，導致身體出現不平衡，這個不平衡也就是中醫的陰陽不調。

大部分的精油用蒸餾法萃取自植物，成為濃縮的油溶性物質，這個過程跟人類腎陽溫煦身體氣化體液何其類同。而中藥是用蒸煮的方法提取水溶性藥用價值來為人類治病，無論油溶性的物質還是水溶性的藥物，它們源於自然界的植物，一油一水相依相存，互為己用更能調動自然界力量更快讓身體達到陰陽平衡！

中醫芳療雖然是新興行業無根可循，但是它是具有科學性的，它的理據來自於眾多的臨床，未來的 50 年中醫芳療將會高速發展。

精油配方

疏肝養陰油

波旁天竺葵 30 滴，馬鬱蘭 10 滴，薄荷 10 滴，羅馬洋甘菊 10 滴，藍艾菊 5 滴，加入 20ml 的基底油裡。

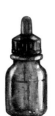

使用方式　抹在肝經或者前手臂。清天河水的效果特別好。

◎天河水穴位於前臂陰面（內側）中央，掌心朝上從手腕總筋至曲澤一直線叫做「天河水」。用食指、中指的指腹自手腕紋（總筋）推至手肘（曲澤），稱「清天河水」。

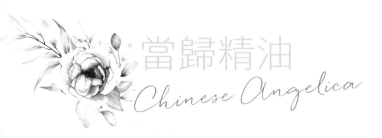

當歸精油
Chinese Angelica

　　當歸是我們中醫最常用的婦科中藥，有話云：「十方九歸」。當歸這個名字的意思是「引血歸經」，它是血家的主藥，女子以肝為天，以血為主，養血就等於養肝腎。

　　中藥當歸的味辛、甘，性溫；入肝、心、脾經。

　　當歸精油還多入一個經「腎經」。當歸精油顏色如琥珀，質地黏稠，味道辛散濃烈，香鬱行散，可升可降，甘能補血緩急，溫辛可行氣散寒，黏稠能受，既補氣又補血。

　　當歸屬於傘形科植物 *Angelica sinensis (Oliv.) Diels* 的根部，主要產地分成兩種——四川產的「川當歸」和陝西甘肅產的「秦當歸」。在中藥上，當歸補氣補血、行血化瘀，主要用在婦科調理月經問題。因為秦當歸氣味相對溫和，在養陰補血作用上比較大；而川當歸氣味比較強烈辛散力度強，善於行氣化瘀。所以，一般中醫師喜歡用秦當歸多一些。

　　當歸粉來自當歸

頭、身、尾三部分，當歸頭補血，當歸身養血，當歸尾行血，整株當歸則兼具補血、活血、化瘀等功效。秦當歸形狀比較圓大，橫切面有菊花狀紋，切片後黃白色，能看見很多棕色的油脂，這些油脂就是我們蒸餾出來的精油，當歸中藥的功效及強烈的氣味也來自於這些油脂。

因為當歸屬於根部的藥材，一年四季春生、夏長、秋收、冬藏，冬天時植物的精華全部保存封藏在根部，等來年春天供給枝椏養分，生發葉子之用。所以，當歸採收在冬天最好，年份越老的當歸補血效果越好，但是最好用 7 至 10 年的老當歸來萃取精油，這個年紀的當歸年輕力壯，含油量最多、品質最好。

例如：我會將當歸用在脾腎虛引起的「**多囊性卵巢症候群（多囊卵巢綜合症）**」，因為可以用來「**補脾、補腎**」，還有在「**卵巢早衰**[1]」的個案上也用很多當歸，可以滋陰養血，滋養子宮。還有「**乳腺增生**[2]」要化解乳房裡的硬塊結節也要用到當歸，幾乎要養血的處方都用上它。

當歸精油氣味很霸道，濃度不可以過高，而且它屬於血裡風藥，需要用檀香精油輔助它，強化它的氣。

中醫謂：「血為氣之母，氣為血之帥。」所以，當歸跟檀香是經常一起使用的精油組合。

---

1 「卵巢早衰」是指卵巢提前功能不足，卵巢早衰必須符合 40 歲之前，持續停經四個月以上，並要符合 2 次以上的血清 FSH>40/L，雌二醇<73pmol/L。女性以血為本，當你發現月經量越來越少，開始大量掉髮就必須注意了，這是卵巢早衰的臨床表現。

2 乳腺增生是指在月經過後，乳房某些的增生乳腺組織摸起來仍會脹痛，就稱為「乳腺增生症」。乳腺增生容易衍生「乳腺結節」，甚至演變為纖維囊腫、纖維腺瘤、乳腺癌。

像是我所接觸的一位女性，她產後月子沒做好，造成關節疼痛。我為她調了「通經活絡養血油」，成分含有：桂枝、川芎、當歸、檀香、德國洋甘菊、乳香、沒藥等精油。桂枝、川芎、當歸和檀香能「祛除風邪寒濕，通四肢經絡，促進氣血活絡，排出寒濕」；川芎、當歸、檀香、乳香和沒藥，有「行氣化瘀」的效果，加上德國洋甘菊可加強配方「柔筋養筋」的作用。以 6% 的精油濃度，搭配我研發的中藥浸泡油，每天塗抹患處 2～4 次，效果很好。

當歸主要功效是「活血」。換句話說，就是有「動血」的功效。我大多用在子宮肌瘤患者上，幫助化解癥瘕，月經期間主要養腎氣，幫助子宮內膜脫落及收攝氣血。有動血功能的精油一般我會在月經前使用，來月經時不用；如果要用，也是用量非常少。

當歸精油我也經常跟地黃和老檀香精油一起用，能夠養血調經，活血、理氣、化瘀。

因為每天都做很多的婦科問題案例，當歸精油用量很多，但是中藥精油品質不一，所以我們都自己蒸餾大部分的中藥精油。治療最重要的是辨證論治要準確，辨證正確的治療方向，用對精油才會有效。

中藥經方

在我們認知裡，當歸它是一種中藥，它主要是補血的藥物。最有名的四物湯、八珍湯、人參養榮湯裡都有它，對比藥方，我更喜歡用於日常的食療湯方來調理患者的身體，配合精油配方調理，潤物細無聲，下面介紹幾個常用的湯方：

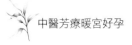

⬥ 當歸羊肉煲

當歸 30-40g、薑片 80g（我個人非常喜歡吃薑，所以我會用更多的薑，起碼 150g 到 200g）、枸杞（杞子）10g、桂圓 10g、靚桂皮 5g、羊腩 1000g，蒜梗 3-4 根切段備用。

這個羊腩煲很適合手腳冰冷的女生冬天吃，每年入冬我就會煮一大鍋，放入冰箱，每天挖一碗出來隔水蒸熱了吃。

做法

1. 羊腩剁塊洗淨，川燙（泵水）後爆炒收汁（收乾水）後加入薑，適量鹽，花雕酒 2 湯匙，再大火快炒 10 分鐘。

2. 當歸、枸杞、桂圓、桂皮稍稍清洗一下，和羊腩，薑塊一起放入燉鍋（瓦煲）裡，大火燒開後改文火煮 2 小時左右，最後加入蒜梗，翻動一下即可以食用。

⬥ 人參四物湯

當歸 9g、川芎 6g、白芍 9g、熟地 6g、黨參 9g、杜仲 9g、瘦肉 50～80g。

這個湯建議在月經後連續喝 4 到 6 劑，有滋補氣血，調節子宮，行血活血的作用，因為現在大部分女性脾胃功能較差，所以熟地 6g 的量調低了，而川芎因為有刺激子宮收縮作用，月經量大的女生量也要少加點。

做法

瘦肉先川燙（泵水），所有材料放入煲內，並加入 3 碗水，開火煮至剩下一碗水，可以喝湯和吃渣。

精油配方

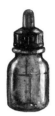

通經活絡養血油

桂枝 12 滴、川芎 6 滴、當歸 6 滴、檀香 6 滴、德國洋甘菊 4 滴、乳香 4 滴、沒藥 4 滴精油，加入 30ml 中藥浸泡油裡。

使用方式 每天塗抹關節疼痛的地方 2～4 次，抹上油後揉到完全吸收。

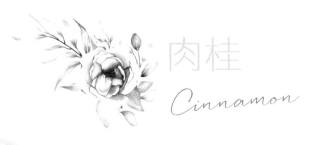

肉桂
Cinnamon

　　肉桂是中醫很常用的一味藥，它是桂樹的皮，產地在越南安南的清華肉桂，是越南北圻「清化」產的野生肉桂，比一般的肉桂更香氣十足，屬於頂級肉桂。內質切片後呈紫褐色油亮油亮的，是道地的好肉桂。

　　桂樹是樟科常綠喬本植物，樹幹皮去掉表皮稱為桂心，樹皮越靠近地面的一節主幹上的皮含油質最多，品質也是最好的，大暑節前將樹皮割開，等到立秋後才剝離。我拿貨只要地面上 50cm 以內的皮，這部分的肉桂氣味濃厚，皮的藥性往下走往下沉，用口慢慢嚼碎，一下子辛辣、濃烈的香甜味馬上滲透到每一層味蕾，味辛甘發散為陽，是顧脾胃、補脾陽、補腎陽的不二之選！

　　肉桂：味辛甘，性大熱，純陽之品，益陽消陰，入血分；入腎，脾，肝，心經，治療宮寒、陽痿、腎陽虛必定用它，為壯陽、大補命門之火，是陽痿必用的中藥。同樣治療男人腎陽問題，我也是必定用它很出名的方子「**桂附地黃丸**」，還有「**右歸丸**」和「**黑錫丹**」這些溫腎補陽的名方裡都有肉桂。我們來看看，從原本滋補腎陰的方子「**六味地黃丸**」裡加入附子，肉桂兩味

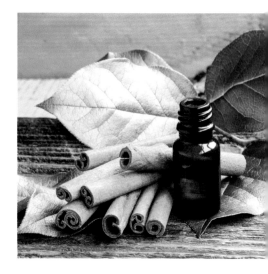

藥，就變成強補腎陽，適合用於治療虛陽上浮，上熱下寒之象，能引火歸原。

肉桂和**桂枝**同樣產自桂樹，一個是皮，一個是嫩枝椏，同樣有**溫通營血，幫助氣化，鼓舞心陽**的作用，中藥裡炮製過的肉桂溫陽作用跟附子差不了多少。

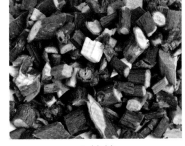

▲桂枝

把皮從樹上剝出來，掛在屋詹下自然風乾，一定不能曬乾，因為萬一曬得太乾，皮裡的油質就會被揮發掉，藥性就失去一大截了。

經常吃瓜果和冰涼食物的人，寒涼先傷了脾陽，然後慢慢再傷腎陽，輕則不孕不育；重則造成夾陰傷寒。我做很多不孕不育，不排卵，子宮肌瘤很多都跟這脫不了原因。

肉桂精油有溫通經脈，散寒止痛的功效，寒凝血滯，下元虛衰導致的閉經。針對胸痹症，它可以很好地溫化裡寒，肉桂精油的作用不僅僅是提升脾陽、溫腎、補命門，同時還有引火歸原的作用，這是別的精油都不具備的！也就是，肉桂能發揮補火助陽的功效。最近，我在溫宮補腎油裡，還加入沉香精油讓肉桂的溫熱之氣封存在下焦守而不走，發揮更大的作用。

很多配方都有肉桂精油，例如：溫宮補腎油、溫脾養脾油，能改善風濕關節炎，多囊卵巢症候群等。

中藥裡的肉桂最出名的方子要數「桂附地黃丸」了，在六味地黃丸基礎上添加肉桂和附子，把原本補腎陰的方子轉化成補腎陽又補腎陰，中藥方子和精油方子都一樣，先有一個基底方，然後根據實際情況在基礎方裡加減。

我在幫學生上課的時候，每一種精油，每一種狀況都會給一些基礎方，鼓勵學生按照實際情況調和精油比例，只有真正有臨床經驗的老師才

　　會這麼做吧，不可能有固定的配方的，患者體質，狀況會改變，也只有這樣子學生才能真正學到知識，才會有自己的思想，遇到差不多的案例才會靈活的應用，要教學生是思考案例的思路，不是讓他們死抄方子，就好像健脾的方子，古代人的脾胃絕大部分都是乾澀的，他們勞動多，多吃肉類很適合，他們需要滋養脾胃，多攝取脂肪多吃肉，脾胃才能健運起來；現代人的脾胃寒濕、動力不足，我們就要順應給脾胃祛濕，才能健運脾胃。

　　每次去臺北迪化街都要請老闆磨幾十包肉桂粉，讓我的患者添加在白粥裡吃，提升患者的心陽，因為人的心陽差了肯定影響氣血，接著身體裡的通道就會塞住，排除毒素機能就差，然後就會痛風呀，前列腺炎等，用清華肉桂粉提升心陽是最好的。

　　肉桂辛熱，偏於溫暖下焦，胃溫補命門之火要藥，桂枝辛溫，善走四肢溫通經脈。

　　《別說》云：「仲景《傷寒論》發汗用桂枝，桂枝者枝條，非身幹也。取其輕薄而能發散。又有一種柳桂，乃桂之嫩小枝條也。尤宜入上焦

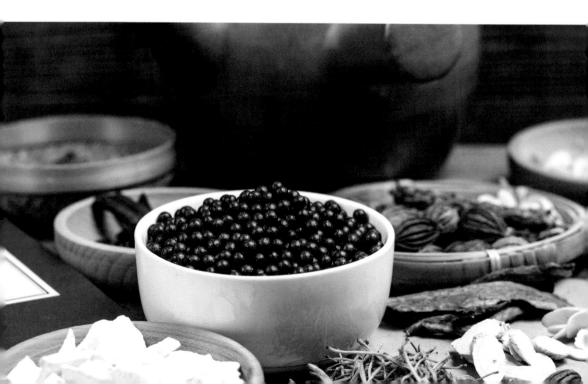

藥。」

　　《傷寒論》裡桂枝湯為第一藥方，主要用於調和營衛，解表發汗，常用於寒濕痰飲，助心陽，通血脈。基本上，現在最厲害的中醫都非常鑽研《傷寒論》的內容，劉渡舟寫的《傷寒論講稿》，說明桂枝能治療上氣逆咳，心悸，能疏肝，能開結氣，補中益氣，強建脾胃的功效很大。桂枝精油我比較常用於肩頸經絡堵塞，心陽不足引致的各種症狀。

　　一個好的中醫師必須熟悉每一味中藥的特性及配伍，一個好的芳療師必須緊守只用好精油的原則，這兩年我們用的肉桂精油都是自己採購原料委託台灣蒸餾廠蒸餾的，這次單純肉桂皮我們就買了 400 公斤，250 公斤蒸餾精油用，130 公斤用來浸泡基礎油，20 公斤打成粉配藥用，我對患者的用心都放在這些細節上！

精油配方

補腎補血油

老檀香 6 滴、茉莉 2 滴、當歸 4 滴、地黃 6 滴、玫瑰 3 滴、肉桂 3 滴，添加在 30ml 中藥浸泡油裡。

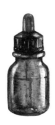

使用方式　早晚各 10 滴抹小腹，後腰的腎區，揉到吸收。

解析　因為肉桂精油大辛大熱，量不能太多，一般 2～5 滴即可，過多了會傷精耗陰，老檀香、肉桂二合為一補氣補腎提陽，地黃、玫瑰滋陰補血，加入當歸、茉莉陽氣更峻。這樣子行氣、生新血，補氣、補血，這個配方是針對氣血都虛的患者體質訂製，裡面精油比例要根據患者情況而定。

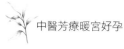

溫脾養脾油

茯苓 6 滴、豆蔻 6 滴、甜橙 6 滴、黑胡椒 4 滴、肉桂 4 滴、羅勒 4 滴等精油，以精油濃度 5%，調和在 30ml 基底油裡。

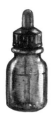

使用方式 每天 2-3 次塗抹肚子。

解析 黑胡椒、肉桂皮、豆蔻都是屬於溫性或陽性的精油，能夠溫中散寒，有效推動茯苓健脾祛濕的作用，甜橙、羅勒則是理氣助消化。

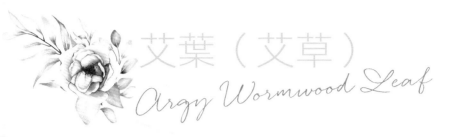

艾葉（艾草）

Argy Wormwood Leaf

　　艾葉是艾草的葉子，在中藥裡是一個很重要又常用的中藥，艾（*Artemisia argyi*）屬於菊科的植物，所以它的精油也是具有天藍烴，呈現藍綠色，而且比一般的德國洋甘菊更藍。

　　《本草綱目》記載艾葉：「服之則走三陰，而逐一切寒濕，轉肅殺之氣為融和；灸之則透諸經，而治百種病邪，起沉疴之人為康泰，其功亦大矣。」

中藥艾葉

性味：辛，溫，苦。

歸經：肝經、脾經、腎經。

主要功效：溫經止血，散寒調經，安胎。

　　中藥很講究產地及收成時機，全中國各地都有出產艾葉，以湖北蘄春產的艾葉最正宗。它是純陽之草，能驅逐一切寒氣。它特性溫而辛散，能走能透，能入血分，溫煦整個人體。它能入絡，入臟腑，入骨通經，深入到人體最深層的地方去搜索藏在裡面的寒濕，讓邪氣透達出來。這樣的功力，只有湖北蘄春的艾草有這功效，其他地方產的艾草很難達到這程度。

　　每年五月端午這一天，時至夏至，自然界的陽氣達到最高峰，所以這一天午時前，湖北蘄春採摘的艾葉是最好、最正宗的。各地栽種的艾葉由於地域不同，形狀也不同，這段時期湖北蘄春的艾葉攤平了形狀像簇動的火苗以展示它純陽的象徵，等到秋天才去採摘艾葉，它的功效就明顯不足

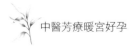

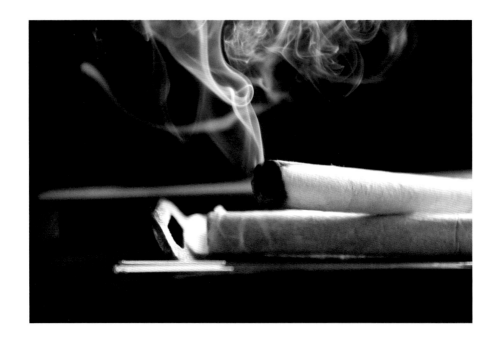

了，它的陽氣明顯瀉掉了。

　　艾葉如果要用來做成灸療用的艾絨，最好用 3～5 年的陳艾，因為新艾含精油較多，會有閃火點，火性炎上。蘄艾的火性屬太陽之火，它能往下走，這和太陽之光照耀大地原理一樣，可以溫煦全身。

　　所以，**湖北蘄春的艾草精油針對盆腔積液，盆腔炎，風濕關節炎這些效果特別好**。盆腔炎大部分起因都是寒濕互生熱起的發炎，我有一個老患者就是這種，在我這裡治療盆腔炎已經好幾年了，每次治好了不出半年又復發，究其原因是管不住嘴巴，凍的、寒的、辛辣的通通都吃，治得我都嘆氣了。

　　盆腔炎除了要用 OB 棉條沾消炎油塞入陰道，這個是直接讓精油透達到盆腔裡消炎殺菌，然後做一個溫宮消炎的按摩油，按摩小腹部及後腰腎區。

　　OB 消炎油：艾葉、高山薰衣草、佛手柑、澳洲茶樹、澳洲檀香、茯

苓等精油，以精油濃度 5%，添加在
葡萄籽油裡。

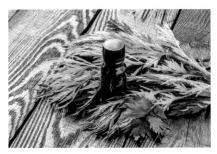

　　以上配方，每次 5ml 浸泡一個
OB 棉條塞到陰道裡，精油滲透到黏
膜裡的微血管透達到病所。

　　艾葉和茯苓一個溫煦、一個排
濕，把盆腔裡的環境清理好，艾葉的「天藍烴」配合高山薰衣草的「酯」
安撫炎症很有效，降紅消腫。加上佛手柑，澳洲茶樹，澳洲檀香對女性生
殖系統的炎症有最好的治療效果，一整個配方中，溫煦、安撫消炎都達到
了。

　　我再提供一個配方：

　　溫宮消炎按摩油：CO_2 薑、艾葉、印度老檀香、澳洲茶樹、澳洲檀
香、德國洋甘菊，以精油濃度 5%，添加在中藥浸泡油裡。

　　每天早晚按摩腹部及後腰區，CO_2 薑和艾葉這兩個都具有溫化的功
能，兩個合用效果加乘，印度老檀被艾草帶到血液裡做推動作用，澳洲茶
樹、澳洲檀香、德國洋甘菊作為消炎之用，澳洲檀香和德國洋甘菊的消炎
作用較為長效，茶樹消炎比較駿猛，效果也比較急速短暫，艾草精油可以
帶著整個配方在盆腔裡搜刮每個角落的病邪透達出來，這個溫宮消炎油需
要使用比較長時間，大概 3～4 個月吧。

　　除了艾葉精油，我也經常用中藥艾葉，含艾的經方比較出名的有**膠艾
四物湯**，方子裡的阿膠和艾葉是常用的藥對——阿膠補血，血為陰，屬於
陰藥；艾葉辛溫，屬於陽藥，一陰一陽配合補血的四物湯。我幾年前做過
一個患者，每次月經來就會大出血，必須要去醫院打針或刮宮來止血，當
時我給她配了溫宮補氣油、提脾陽膏。氣攝血，脾統血，然後每次也用膠
艾四物湯東加西減，裡面的艾葉就用艾葉碳，阿膠本身補血也止血，加上
艾葉碳止血功效非同一般了。

另外一個我常用的**艾附暖宮丸**，我常用來和溫宮系列的油配合來治療宮寒不孕症，中藥經方和精油配合在一起效果非常好，但是必須叮囑患者水果、乳製品、冰寒的東西不能吃！

　　艾葉這麼好用的話，是不是每個人都適合用呢？

　　並不是的，我們要按照當時人的狀況及體質使用精油，所謂因地制宜，艾葉火性太旺，火會傷陰，用過多會耗傷陰血，所以我們需要先辨證才能使用。

精油配方

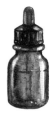

OB 盆腔消炎油

艾葉 6 滴、高山薰衣草 6 滴、佛手柑 5 滴、澳洲茶樹 5 滴、澳洲檀香 4 滴、茯苓 4 滴等精油，以精油 5%濃度，添加在 30ml 葡萄籽油裡。

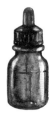

溫宮消炎按摩油

CO_2 薑 6 滴、艾葉 6 滴、印度老檀香 8 滴、澳洲茶樹 3 滴、澳洲檀香 3 滴、德國洋甘菊 4 滴，以精油濃度 5%，添加在 30ml 中藥浸泡油裡。

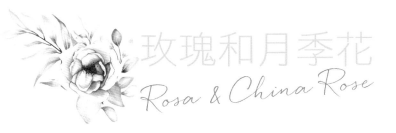

玫瑰和月季花
Rosa & China Rose

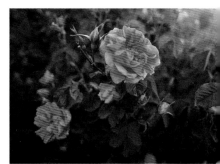

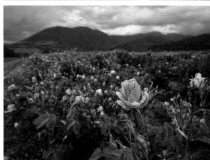

　　作為芳療師最熟識的應該是保加利亞的**奧圖玫瑰精油**，「奧圖」不是指品種，而是指「用蒸餾法萃取」的大馬士革玫瑰精油。

　　保加利亞最出名的是卡贊勒克（Kazanlak）玫瑰谷。它三面環山，一面出口對著海洋，海洋的氣候流入玫瑰谷，被山擋住去路。在谷裡流蕩一圈的空氣帶來水分，讓這裡的泥土鬆軟疏水性好，很適合玫瑰生長。每年五月，花農在凌晨四點多就起來摸黑走進玫瑰谷，趁著太陽出來前採收玫瑰花。如果玫瑰花開了，被陽光一曬，花香四飄，精油就會被揮發掉。你知道嗎？這些香氣就是精油呀。花朵採收下來後被送到附近的蒸餾廠蒸餾精油，蒸餾廠都在半山腰，這樣子可以攔截從山上流下來的溪水來蒸餾。為了增加出油量，奧圖玫瑰用回流蒸餾法，就是蒸餾的水會迴圈再蒸，因為玫瑰精油裡的苯乙醇會融合在水裡。最好的玫瑰精油存在 5 至 7年樹齡的玫瑰樹。一般不會施肥，他們用回培法，就是挖坑時上半部土放一邊，下半部土放另一邊，插杆後先把上面那一層土覆蓋上去，下半部的土等

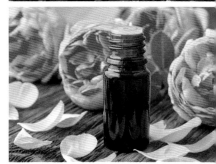

▲大馬士革玫瑰／
　玫瑰谷／千葉玫瑰

一段時間，這段時間這些泥土經過風吹雨打、日曬雨淋的洗禮，過一段時間後才再覆蓋上去。

　　千葉玫瑰（Rosa centifolia）一般產於摩洛哥海拔較高的地域，因為它蒸餾出油量實在太低了，所以多數用溶劑萃取法，千葉玫瑰多數用於情緒疏導，我很喜歡把它和沒藥混合做香水，是很有魅力、令人忘我的香味。

　　玫瑰在芳療上無人不知，它屬於薔薇科植物，在中藥裡歸類在「理氣」類別，主要用在疏肝的治療，不屬於很常用的藥物。玫瑰藥性甘，微苦，溫性，歸肝經、脾經，主治肝鬱，有活血、止痛的功效，氣味芳香，理氣不辛燥，行血不破血，兼有醒脾和胃之功效。

　　《本草正義》曰：「玫瑰花，香氣最濃，清而不濁，和而不猛，柔肝醒胃，流氣活血，宣通室滯而絕無辛溫剛燥之弊，斷推氣分藥之中，最有捷效而最為馴良者，芳香諸品，殆無其匹。」

　　玫瑰精油品種很多，最出名的肯定是保加利亞的奧圖玫瑰，還有摩洛

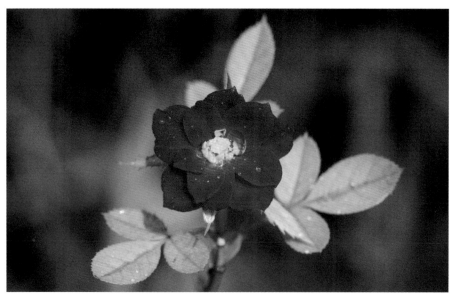

▲月季花　◎莊溪

哥的千葉玫瑰，比較少人用的是法國白玫瑰，再來是**月季花**（China Rose，拉丁學名 *Rosa chinensis Jacq.*），屬薔薇科，我現在經常用來幫助客戶調整月經週期。

所有的玫瑰精油（包括月季花精油）都屬於薔薇科，同樣都具有舒肝、養肝、柔肝血，美白去斑等功效。這些功效對於玫瑰精油來講是小意思，和中藥不同之處是它還能作用在子宮肌瘤、乳腺增生、乳腺結節、乳房纖維囊腫等，解決這些因為肝氣鬱結引致的球形包塊，選用野生玫瑰效果比較好。而且建議用玫瑰花苞精油——玫瑰含苞未放的花蕾蒸餾的精油。花苞花未開才可以把它的香味鎖住，花一開所有芳香都走散了。薔薇科的植物都很招惹蟲子，所以在海拔較高的地方栽種會比較安全，無論是空氣、蟲子的災害都比較少。

如果能有野生的玫瑰效果最好，究其原因是因為野生的玫瑰為生存要與自然環境鬥爭，野生玫瑰的刺更淩利，為求生存，為了保護自己不被蛇蟲傷害，野生玫瑰的刺是堅韌帶勾的，而人工種植玫瑰屬於軟刺，性子是浮的，屬於觀賞型。這個和人圈養的寵物一樣，對人都很乖巧，不具殺傷力的原理一樣。

法國白玫瑰氣味銳而不嗆，這種玫瑰精油氣味淩厲，清香馥鬱，用在肝經沿線的鬱結、包塊的配方效果一定非常好，玫瑰花香氣最濃，清而不濁，疏肝柔肝養肝血，行氣活血，宣通鬱滯；玫瑰花莖帶刺，刺能破囊消腫。

「乳癖」在中醫上指的是身體經絡裡的塊塊結結，包括乳腺結節，乳腺囊腫，乳腺增生，這些塊塊結結形成的原因大多數是肝氣鬱結梗阻在經絡裡，導致氣血及體液運行受阻而形成，這類的患者經常發脾氣，胸肋處脹痛，嚴重的會導致月經不調、卵巢早衰等各種婦科問題，醫書云：「乳癖皆因肝經氣滯血凝，宜用香藥，香能行氣通血。」這些玫瑰精油裡，野生的玫瑰精油味道陰柔中帶有一絲絲鋒利，保加利亞的奧圖玫瑰味道芳香

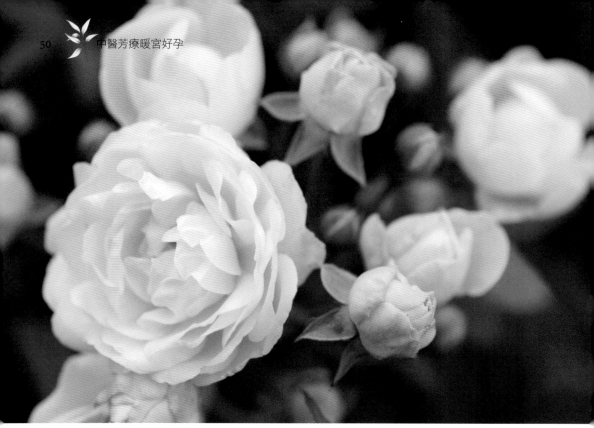

▲法國白玫瑰

馥鬱，但是相對溫和很多，而法國白玫瑰會偏向更香甜。

乳腺增生，乳腺結節等這類問題的配方使用以下這些精油：

白胎菊、馬鞭草酮迷迭香、野生玫瑰、義大利橙花、柴胡、三七。

白胎菊和馬鞭草酮迷迭香都是菊科植物，本身就具有護肝、養肝的作用，玫瑰理氣行血，配合馬鞭草酮迷迭香、三七能消腫化瘀。義大利橙花氣味溫純，具有高比例的酯類，疏肝及舒緩壓力功效最好。柴胡辛行苦瀉，善於條達鬱滯肝氣，氣行了搭配三七的活血化瘀效果最好。

但是，就算是經驗老到的芳療師也經常交學費，上次買了據稱保加利亞的奧圖玫瑰精油，拿到手一聞，雖然味道清香，但是太柔和了，根本不能用在治療上，只能用來薰香泡澡。

我有一個乳腺增生的患者，每次月經前壓抑不住暴躁的脾氣，心煩不安，問診後我除了給她按體質、症狀調油，也會讓患者平常經常用玫瑰花

泡茶喝，等水溫了可以加一點蜂蜜調味道，夏天還可以多加薄荷葉一起喝。

這幾年我在臺灣找人幫忙蒸餾中藥精油，其中一個就是月季花精油，

月季花，也叫月月紅，《本草綱目》記載：「花深紅，千葉厚瓣，逐月開放，故名月季花」，中醫起的名字都很有意義的，所以這個月季花最大功效用於月經不規律。有的書寫它單純入一條經脈「肝經」，也有書寫它入肝、腎兩經脈。依我臨床使用經驗，它應該入肝腎兩經脈，我喜歡用印度栽種的月季花精油，主要取其栽種地土壤肥沃，印度的土壤中黑土最肥沃，加上恆河的水，印度特有的阿塔萃取法（ATTAR，*以檀香精油吸收花類精油的精華，渾圓天成的技術*），使得月季花精油特性甘溫通利，入肝養血，常用於肝鬱不疏，調經養血，能活血消腫，解毒散結，能入血分養陰血。最常用在肝腎氣血虛症上，神經衰弱，月經不調。

我有一個患者結婚 6 年沒懷孕，看了不少醫生，究其原因是原本體質就是肝腎陽虛，有月經沒排卵，後來嫁到大家族裡，生育壓力很大，月經更不來了，一直看醫生就是沒懷孕。然後我調了一瓶 30ML「**疏肝化結油**」，成分有天竺葵、月季花、高山薰衣草、粉紅胡椒、永久花、茉莉、當歸、地黃、老檀香、玫瑰，艾草等精油，搭配調和在「養精種玉加減」中藥浸泡油裡，再配合中藥右歸丸，用了四套精油就懷孕了，生完大寶馬上又用精油調養，大寶沒到一歲接著又懷上二寶。

玫瑰花和月季花的分別在於，月季花味甘性溫，入血分，有活血引經作用；玫瑰花入氣分，主導疏肝和胃調經。月季花的活血能力比較強，活血意思是推動血液運行。這個就要辨證了，卵巢早衰、多囊卵巢症或閉經者使用月季花催經，必須要本身血海充盈才能用，而且每次使用量不可過多，中醫講求夠就好不是以多為好。

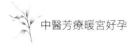

精油配方

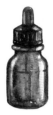

乳腺增生

白胎菊 3 滴、馬鞭草酮迷迭香 2 滴、野生玫瑰 2 滴、義大利橙花 2 滴、柴胡 2 滴、三七 3 滴，加入 30ml 的基底油。

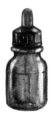

疏肝化結油

天竺葵 2 滴、月季花 2 滴、高山薰衣草 2 滴、粉紅胡椒 3 滴、永久花 3 滴、茉莉 1 滴、當歸 1 滴、地黃 2 滴、印度老檀香 3 滴、玫瑰 1 滴，艾草精油 4 滴，加入 30ml 的基底油。

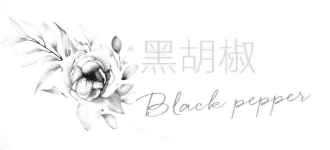

黑胡椒
Black pepper

　　黑胡椒是胡椒科屬的藤蔓植物，屬於亞熱帶生長植物。雌雄同株，為單性花，花期在每年 4 至 10 月，果期為 10 月至次年的 5 至 6 月。果實成熟時會從綠色變為紅色，未成熟時採摘下來曬乾後變成黑色。夏末，採收成熟的胡椒果實，曬乾脫掉皮後的是白胡椒，直接曬乾或烘乾的是黑胡椒，和白胡椒相比黑胡椒更具有芳香氣味，也含有更多的精油。

　　在五世紀的歐洲，黑胡椒很受羅馬人重視，還把黑胡椒當作貨幣，胡椒在當時是一個人社會地位的標誌之一，歐洲人常用「他沒有胡椒」來形容一個人是不起眼的小人物。由此可見，黑胡椒在中世紀的歐洲是怎樣一種珍貴而貴重的「傲嬌」存在。

　　黑胡椒精油的主要化學成分為：胡椒醛、胡椒酮、月桂烯、甜沒藥烯等。

　　黑胡椒精油具有溫和的香氣，具有溫中健胃、消寒止痛、去濕化膩、祛風排氣、調順和激勵脾胃功能，它的這些卓越特性使得沒有其他精油能夠代替它對脾胃的治療效果。脾胃虛寒會聚濕積膩，脾胃的濕膩用黑胡椒的辛溫來化解剛剛好。因此，後來我對調整腸胃的甜橙膏改良了配方，加入高比例的有機黑胡椒，幫助激勵脾胃功能。

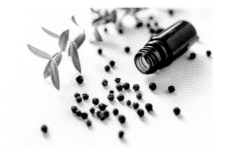

黑胡椒中的胡椒醛氣味有很好的醒脾、刺激食欲的效果，胃部消化食物也需要火力來溫化，脾胃營養的運化同樣需要溫溫的火屬性；黑胡椒溫和不刺激的特性非常適合治療腹部的絞痛、增加唾液、促進食欲、排除胃寒、胃氣、止吐、促進腸道蠕動，它還能應用到冷秘。

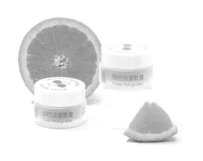

之前梓燁甜橙膏配方裡沒有加入黑胡椒，所以一直感覺欠缺些什麼東西，後來忽然有一天想到我沒有考慮到現代人的生活習慣：現代人喜歡冷飲凍食，外加室內多是冷氣環境，致使很多人的體質臟腑及肌肉都是寒，寒則凝，寒冷的環境使得身體機能緩慢。**甜橙膏裡的黑胡椒可以很有效地幫助體內溫化，脾胃為氣血生化之源，脾胃甦醒了，其他臟腑功能才能甦醒。**

現在我們使用的是有機黑胡椒，它性質更溫和，內含的胡椒酮更多，使得它消除黏液的效果更好。

針對脾胃，中藥裡面有去濕化痰的功效，絕大部分都屬於風藥。一般的風藥性質都比較燥，燥的藥物會過度蒸發身體內的水分，可喜的是黑胡椒精油並不具有風燥的特點。

這個配方的靈感來自於之前在飛機上翻雜誌，受到一篇關於黑胡椒的文章啟發，我回香港後立刻改良了甜橙膏（改善腸胃問題）的配方，多加一定比例黑胡椒。改良版的甜橙膏中，黑胡椒的芳香成分醒脾及溫化濕膩，對整體治療效果起到很重要的作用。

配方確定後，我立刻做了 500 個精油膏分發給我的病人，這些病人很大一部分是重症病人或慢性病患者，也有脾濕氣積膩的，使用後收到的回饋都非常好。重症科的醫護們都知道，脾胃系統是病人能否康復最關鍵的一環，沒有充足的營養補給，病人的免疫無法提升上去，康復會變成一個

緩慢的過程。

　　黑胡椒精油的溫熱作用有改善血液循環的效果，它擴展血管，改善肌肉疲勞及痠痛。

　　這兩年幫助很多多囊性卵巢症候群的患者，多囊很大一部分具有同一個特質——脾腎陽虛，痰濕體質。因脾喜燥惡濕，脾虛即生痰，痰濕體質氣血生化無源，痰濕加腎陽虛的話，卵子就沒辦法每月按時成熟，就形成了多囊卵巢症。這種患者的治療方子裡一定要有黑胡椒來溫化脾胃，除濕化痰。

　　針對多囊卵巢症的**溫宮提陽油**的配方：黑胡椒、馬鞭草酮迷迭香、印度老檀香、茯苓、白朮、茉莉，配合中藥浸泡油。每天早晚塗抹小腹，後腰腎區。

　　配方裡黑胡椒、馬鞭草酮迷迭香同樣具有溫中散寒，祛濕化痰，生新血的作用。兩者一起用產生協同作用，效果加乘，茯苓、白朮主要順應脾

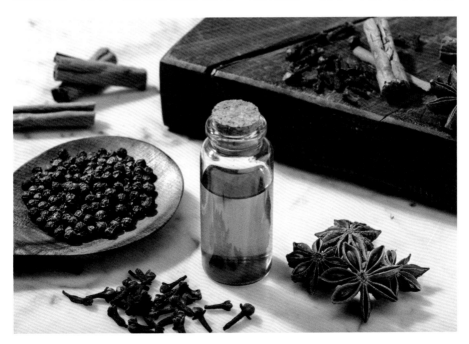

氣特性燥化寒濕，印度老檀香是我每個補腎補氣方子必用的，補腎補氣沒有一個精油可以替代它。老檀香配茉莉精油升腎陽，溫補子宮機能。這個方子主要受中藥方子啟宮丸的啟發，健脾益氣，疏肝溫宮提腎陽。除了在甜橙膏有添加黑胡椒，也加在溫宮提陽的配方裡，比較嚴重的患者的提脾陽膏裡也會有黑胡椒精油。

另外，我發現黑胡椒在成熟時，果實由黃色剛轉紅色時採收、蒸餾的話，它含的胡椒酮化痰效果最好。因此，我寧願出高價要求我的供應商（農場）在這時間點採收黑胡椒來蒸餾。往往只有比較小眾的農場才肯配合我的要求，這種黑胡椒精油帶有一點點青澀的味道，少了醇厚。

黑胡椒和薑一樣，能有效舒緩海鮮過敏的症狀。另外，淺表胃炎及幽門螺旋菌問題都可以用到黑胡椒，很多患者訂製的胃炎膏裡面，我都把黑胡椒作為主角，因為胃部陰寒才會導致菌群失衡。

中藥裡也有黑胡椒，不算經常使用，放在驅寒辛溫解表的位置，放在溫裡藥類別，藥性辛，熱，歸胃。大腸經溫經散寒，辛散通裡，能下氣行滯，消痰寬胸，主治痰蒙清竅。《本草疏經》曰黑胡椒：「氣味具厚，陽中之陽也。其主下氣，溫中，去痰，除臟腑中風冷者……辛溫暖腸胃而散風冷，則痰氣降……」它性味辛熱，入胃經和大腸經，主要作用溫中散寒、消痰下氣，多用在寒痰積食、心腹冷痛、冷氣上沖、泄瀉冷痢[1]，能解魚蝦、蟹之毒。中藥裡，胡椒經常和薑還有附子搭配使用。

在廣東有一道很出名的菜：胡椒鹹菜豬肚湯，非常適合胃寒胃疼及胃部幽門螺旋菌的病人吃，味道鮮美且溫補。在此湯中還可以加入白果起到定喘的效果；另有一道胡椒豬肚雞，這在冬天是非常滋補的一個湯，這兩道都是我用來溫補的首選，推薦給大家嘗一嘗。

1　《諸病源候論‧痢病諸候》：「冷痢者，由腸胃虛弱，受於寒氣，腸虛則泄，故為冷痢也。凡痢，色青色白色黑，並皆為冷痢。」

精油配方

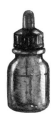

溫宮提陽油：

黑胡椒 4 滴、馬鞭草酮迷迭香 6 滴、印度老檀香 8 滴、茯苓 3 滴、白芷 3 滴、茉莉 2 滴，加入 30ml 的中藥浸泡油。

使用方式 每天早晚塗抹小腹，後腰腎區。

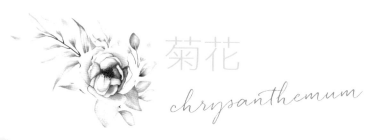

菊花

chrysanthemum

　　菊花是菊科植物，菊科的精油，包括德國洋甘菊（菊科母菊屬）、藍艾菊（菊科艾菊屬）、羅馬洋甘菊（菊科黃春菊屬）、艾草（菊科艾草屬），還有「白胎菊」[1]（指尚未開花的杭白菊，屬於中藥裡的白菊花；菊科菊屬）。它們同樣有護肝、養肝的作用，但是對於肝經最好的是白胎菊。

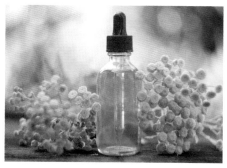

　　白胎菊在中藥裡主要用來疏風散熱，以便達到解表的作用，還能平肝息風，解毒明目，主要作用在風熱感冒，初起的溫病，以及肝陽上亢、目赤昏花。

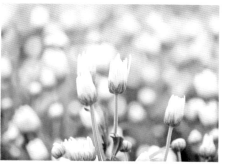

　　《神農本草經》云：「主諸風頭眩，腫痛，目欲脫，淚出，皮膚死肌，惡風濕痹，利血氣。」

1　白胎菊是菊花的一種，當杭白菊處在含苞待放時將其摘落曬乾。

中藥經方

菊花最出名的要數「**桑菊飲**」，桑菊飲方子成分有──桑葉、菊花、杏仁、連翹、薄荷、蘆根、桔梗、甘草。看見配方有杏仁，蘆根，桔梗這三種藥材，我們就知道這方子主要是針對風熱

菊花
性味：辛，甘，苦，微寒
歸經：肺，肝二經。
主要功效：疏散風熱，平抑肝陽，清肝明目，清熱解毒。

引起的咳嗽、痰咳，能夠把身體裡的邪風，熱邪疏散出來。菊花擅長清熱，配合桑葉的搜風疏風就起作用了。中藥方子和精油配方一樣，功效是一整個方子協同出來的，菊花在桑葉的推動下能走動去搜刮經絡裡的熱邪。

還有另外一個也比較出名的方子「**杞菊地黃丸**」，它在「六味地黃丸」中加入枸杞子、菊花做到肝腎同補的作用。我之前很常吃這個藥，效果真的好。還有我原本一直有近視，我是看不到幾公尺以外的公車號碼。但是，我很抗拒戴眼鏡。生孩子的時候，已經在產床上了，還一直拿著手機工作。後來生完孩子也沒有好好休息，都是拿著手機做案例。直至有一次去臺灣進貨，站在招牌下面，抬頭看不見一公尺遠的大字，還感到頭暈，我開始慌了。在臺灣找了「港香蘭」這牌子的明目地黃丸開始吃，吃了大概半個月後視力明顯好轉，中藥裡的丸劑藥效比較緩，用於保養。所以，我吃了 3～4 瓶了。直到現在還偶爾吃，主要是跟杞菊地黃丸交替吃，方劑主要用於治療作用。

白胎菊精油

菊的精油主要用白胎菊萃取，新鮮的花朵蒸餾出來的精油呈現出水藍色，對應肝的顏色。我主要在肝陽上亢引起的肝鬱，以及瀉肝火，柔肝清熱等這些情況會用它。

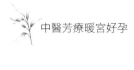

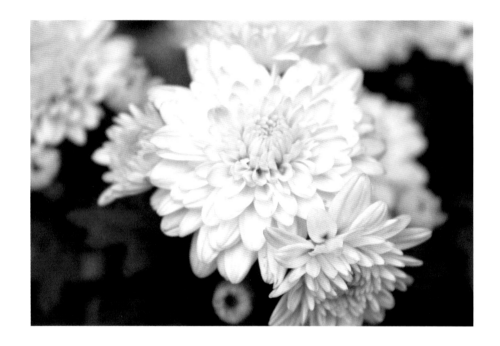

現在的孩子在家裡都稱皇稱帝的，動不動就飆肝火，這種很容易會肝木壓脾土了。

降肝火配方

白胎菊、柴胡、羅馬洋甘菊、茯苓、甜橙、佛手柑，精油濃度 2%，加入植物油裡，調配成複方油。

使用方法：將精油抹於右胸下肝區，輕輕按摩到吸收；以及抹在膻中穴之後，用手掌的大魚際往上推，直到油被吸收；再塗在腳背的太衝穴上，用大拇指往腳趾的方向推，直到油被皮膚吸收。

這配方效果特別好。很多媽媽說孩子抹了精油就不亂發脾氣了，家裡和諧很多。

有一個女患者離婚要跟男方爭女兒的撫養權，外加自己本身開公司，壓力很大，每天看誰都不順，失眠很嚴重，胸部肋骨連著肉都疼，連呼吸

都疼，後來月經直接就不來了。這種狀況是很嚴重的肝火加肝鬱，化火了就得要清肝熱，疏肝柔肝化結，一個必須用少量的薄荷精油輔助清肝熱，少量的薄荷走表面，大量就是往體內潛入。所以，中藥方裡的薄荷幾乎都是最後才下，藥煲好了才放入，悶一下就可以喝。

後來，我幫患者調了一瓶複方油消肝火、肝鬱。

消除肝火肝鬱配方：

白胎菊、義大利永久花、馬鞭草酮迷迭香、義大利橙花、薄荷、墨紅玫瑰。

墨紅玫瑰養肝血，也從心靈上提示患者——無論遇見任何情況先做好自己，愛護自己。患者收到這個複方油只抹了一次就跟我說：「香香，我好愛這個味道呀，我拿到美容院請她們幫我按摩，開始推時很疼，做完後整個人突然很輕鬆。身體很輕鬆，然後看見天空感覺好藍，胸口很通透、很明亮的感覺，對於第二審女兒還是判給男方也想開接受了，只是以後自己會用心做好生意，做更好的自己，香香，很感謝你。」

肝開竅於目，很多人會有飛蚊症，飛蚊症問題也出在肝。

消除飛蚊症配方

白胎菊、羅馬洋甘菊、永久花、地黃、當歸、墨紅玫瑰

這個方子配合加味逍遙丸，主要疏肝、柔肝、養肝血，把肝血養好，飛蚊症自然也就會好了。

其實芳療師每天做那麼多的案例，見到各種不同的人，我們可以一天經歷別人一輩子的事情，做任何事情盡心用心就好。

精油配方

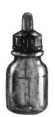

降肝火

白胎菊 2 滴、柴胡 1 滴、羅馬洋甘菊 2 滴、茯苓 2 滴、甜橙 2 滴、佛手柑 3 滴，以精油濃度 2%，加入 30ml 基底油裡。

使用方式　將精油抹於右胸下肝區，輕輕按摩到吸收；以及抹在膻中穴之後，用手掌的大魚際往上推，直到油被吸收；再塗在腳背的太衝穴上，用大拇指往腳趾的方向推，直到油被皮膚吸收。

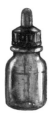

消除肝火肝鬱

白胎菊 4 滴、義大利永久花 2 滴、馬鞭草酮迷迭香 3 滴、義大利橙花 3 滴、薄荷 3 滴、墨紅玫瑰 1 滴，加入 30ml 基底油裡。

使用方式　同上

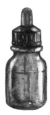

消除飛蚊症

白胎菊 2 滴、羅馬洋甘菊 2 滴、永久花 2 滴、地黃 3 滴、當歸 3 滴、墨紅玫瑰 2 滴，加入 30ml 基底油裡。

使用方式　同上

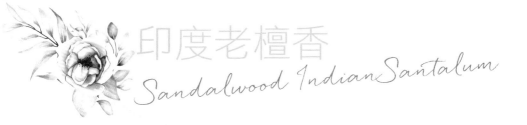

印度老檀香
Sandalwood Indian Santalum

東印度老檀香精油（Sandalwood Indian；Santalum album）是最值得珍藏的一種精油，隨著樹齡和存放年份的增加，價值也會水漲船高，被譽為「芳香人家的女兒紅」。

樹齡 60 年以上的檀香，我才稱作「老檀」；而市面上印度檀香樹齡多是 15～30 年，這種檀香精油價值較為普通，用在護膚上綽綽有餘，但要是用在久咳、哮喘或腎氣虧虛、老年慢性支氣管炎等問題上，效果就微乎其微了。如果換用印度邁索爾出產的 60 年樹齡的老檀香精油，效果是立竿見影的，**我在補腎提陽的配方中必定要用它。**

東印度老檀香顧腎令人驚艷

十幾年前，有一個住加拿大的香港移民女性，她咳嗽了二十幾年，咳至失禁。據患者自己說：已經看遍天下醫生皆不得治。有一年她回香港後，在朋友的再三推薦下，才半信半疑地來找我。因為她覺得在北京、上海、美國、加拿大，有最先進的醫院和最好的醫生，連他

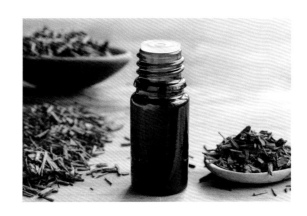

們都治不好，更不相信我有什麼能耐。

　　從商場門口走到我二樓的工作室大概 100 步左右，她卻走得氣喘吁吁，在十二月初微涼的天氣裡已經額頭冒汗。我請她坐下來，遞過一杯溫水給她喝，喝完水後再讓她開始陳述症狀和情況。還沒開始講幾句，她的咳嗽就接連不止，不得不讓對話反復中斷。

　　好不容易徹底瞭解完她的情況，我開始給她調配精油，在她的配方中就用到我珍藏了幾年的東印度老檀。我讓她用這瓶精油搓前胸、後背和後腰腎區，搓完後她坐下來一口氣喝完一杯溫水，然後開始暢所欲言向我傾述她的感受和故事。說了好一段時間後，她才發現自己竟然可以如此順暢地講話，這驚得她下意識地捂住了嘴——因為二十幾年來在她身上從未發生過這樣的事。

　　我告訴她，這個現象很好，但是畢竟咳了那麼久，久病久咳必定傷

　▼檀香樹

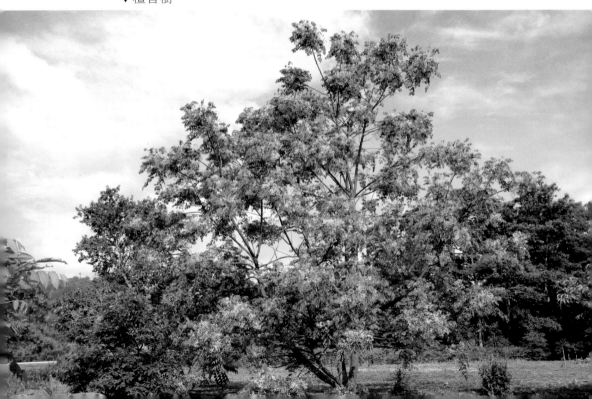

腎。她的問題在腎不在肺，補腎不是短期內可以做得到的，得要慢慢來才能根斷這個咳喘。也是從那一年開始，她每一年必然會讓我給她準備六瓶順肺補腎油讓她家人聖誕節回香港找我拿，她要長期用。即便後來已經差不多治癒了頑疾，也仍然堅持訂製精油長期保養，直至今年也沒變過。

這是第一次老檀精油用它的實力把我給驚豔了，從此以後我開始研究它，繼而深深的愛上它，而且每當我遇到品質好的老檀，即使是借錢也要收藏，我第一瓶 10ml 的老檀香還是 2001 年產的，後來我甚至在三個孩子出生時都為他們買一瓶出生年產的老檀香，而且每一年年底都獎勵自己一瓶老檀香，這樣十幾年來我的老檀香越存越多。

檀香幼苗的時候是寄生樹，依附在其他樹身上生長，吸取別人營養長大，所以長得很慢。檀香十年左右開始結香，樹心和樹根的含油量比較多。檀香樹佇立在東印度邁索爾的土地上，吸收天地精華，轉化成濃縮的精質油脂，植物跟我們人體同呼吸，可以跟我們身體作互補。我覺得它像中藥人蔘和菟絲子的合體，是補腎的首選精油，這麼多年來我還真找不到任何一個精油或中藥可以替代它。

在寫這篇文章的下午，有一個客戶來報喜：「香香我懷孕了，三個月才來告訴你。」翻一下她資料，患者本身盆腔炎，卵巢早衰，月經量少的可憐，而且老公精子較弱，所以備孕兩年，看了很多醫生也沒懷孕，我給她和老公兩人的配方裡都有用老檀香，腎主生殖，基本上我調配的溫宮系列配方裡都有老檀香精油，主要是它可以帶動腎氣的提升，也多虧老檀香精油，我做的個案懷孕幾率非常高。

從老檀香精油的黏手觸感、氣味醇厚度和持久度可以評估它的年齡及收藏年分：樹齡越老，含油量越多的檀香所提取的精油會越好，精油的治療價值也會越高。

老檀香精油可真是可遇不可求的稀有物，我個人感覺它比長白山的老人蔘補身更好用，大補宗氣、大補腎氣、安胎、子宮下垂、命門火衰等這

些難處理的問題只有它可以行得通。

　　我很幸運，曾經委託的一個印度蒸餾廠，每次有 60 年以上的老檀香都會通知我，價格合適就買入蒸餾。有時每年都有，有時候又要等，但大多要等兩三年才能遇到一批貨。

　　市面上，基本不會流通真正的 60 年老檀香精油。

　　因為檀香木要先拿去做家具、工藝品、佛珠等，之後剩的邊邊角角磨成木屑後才蒸餾精油，出油率通常是 2～3%，樹心和樹根的出油率可以達到 4～5%。檀香如此珍稀，所以人們會把它物盡其用，蒸餾完精油後的木屑可以撈出來曬乾，用來做拜佛的香條。檀香木要先把它削成木屑之後，再拿去連續蒸餾五天五夜，其間柴火還不能斷，這種複雜又單一的慢工細活，只能在第三世界印度才能找到便宜的勞動力。

　　昔日中國製作熟地，都是用植物地黃經過九蒸九曬才完成，很可惜現在能好好完成一蒸一曬就很不錯了。畢竟我還見過直接浸墨染色的熟地。

　　現在許多發達國家已經把發展的眼光放到印度，有大量工廠搬遷到印度，我擔心印度很快就會淪陷，也許到那個時候我會直接斷了對老檀香的念想。

　　老檀香精油的補氣很強勁，比人蔘的效果都來得快。

　　記得幾年前有一次，我在深圳連續上完五天課，下班後又飛山東連續上四天課，當晚飛機回到深圳是夜裡三點，休息四個小時後又趕回市區上四天的課。如此舟車勞頓來回折騰了半個月，回深圳的當天不巧碰上月事，小腹有很強烈的下墜感，雙膝酸脹軟，給學生講課有氣無力，當時每講一句都覺得快要斷氣的感覺。

　　我帶著強烈的求生欲，拿了講桌上放著的幾瓶精油調配，其中就有我鍾愛的印度老檀香。

　　我用調配好的精油猛搓我的小腹、膝蓋，再加一次油在後腰用力搓。就在搓後腰的第二下，猛然間感覺有股氣沖上來，自己聽見身體裡

「噗！」的一聲，有種任督二脈被打通的感覺，氣一下子上來了。實在很神奇，我當時真的就是這種感覺，精神狀態一下子得到恢復，這才得以讓四天課程順利完成。

我的中醫老師說：「耗損這東西，補不回來；不是不報，只是時辰未到。」現在我深以為然，自從那次經歷以後我變得更惜命了。知道生命沒有第二次，耗損了真陽多少錢也補不回來。

我也許留不了什麼東西給下一代，也不敢去奢想孩子們將來也成為一名芳療師（雖然我真的很希望我家三個孩子都可以成為出色的中醫芳療師，但是這些事情只能是希望啦，強求不得），我只能做到的是給我的三個孩子都存了一瓶在出生那年蒸餾的老檀香精油。

隨著時間流逝，老檀香精油會如陳釀一般被歲月賦予更濃郁的芳香，我希望這個「芳香人家的女兒紅」，可以伴著一代又一代恆久流傳下去。

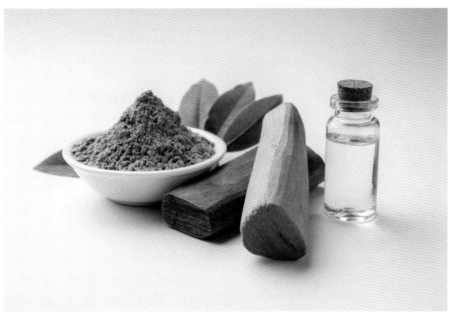

▲檀香精油

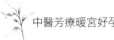
Column

為什麼水果要忌口？

　　大部分水果都是涼性，而且現在的水果不像以前是順應二十四節氣生長，往往是違反自然生長法則。除了經常反季節不說……開花時灑農藥讓花開更多，結多一點果實；加入噴灑膨大劑讓果實加速生長，讓水果大一點；肥料加入增甜劑讓果實甜度更高。最後，用催熟劑控制它何時成熟。

　　現今的水果甜度過高，而且大部分水果都是涼性的。許多女性為了愛美，不吃五穀雜糧，以水果果腹。本身先天的脾陽已經不足，這樣子每天消耗脾陽，脾胃變差也不意外！

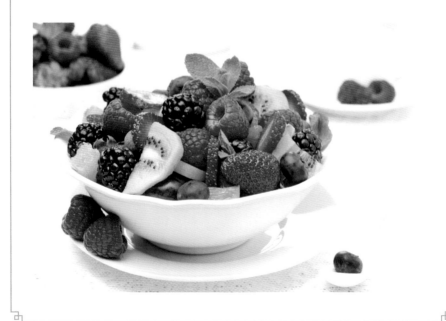

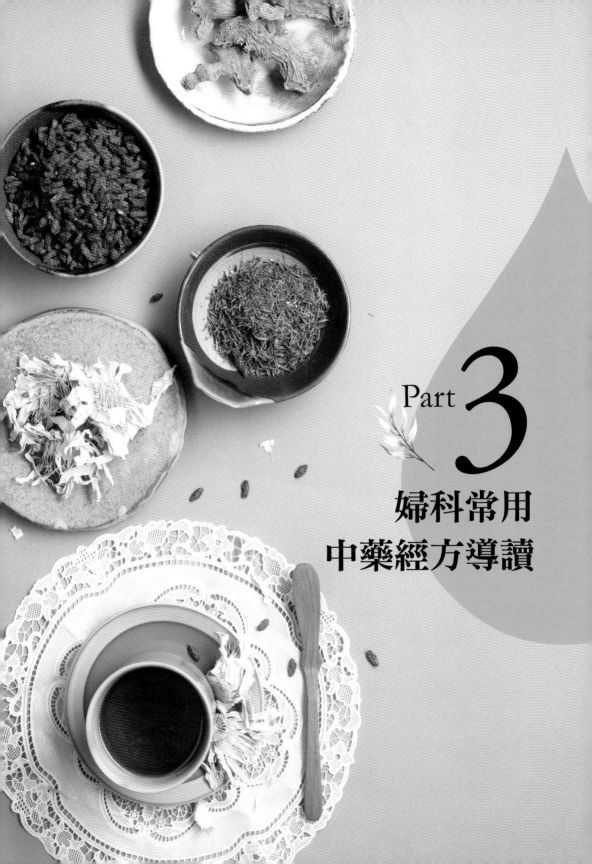

Part **3**

婦科常用
中藥經方導讀

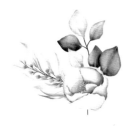

六味地黃丸

　　六味地黃丸應該是中國人用於補腎，最熟悉的滋補藥物，它由六味藥物組成，也是一個基本的方劑，意思是以此為基礎，可以任意按照患者體質及情況加減。

　　六味地黃丸有個很朗朗上口的口訣：「地八山山四，丹苓澤瀉三」就是六味藥組成，以下是參考的份量：

> 地黃　8 錢
> 山藥、山茱萸　各 4 錢
> 丹皮、茯苓、澤瀉　各 3 錢。

　　最初，六味地黃丸不是這命名，在《金貴要略》裡，它的方劑有八味藥，叫「崔氏八味丸」。後人猜測可能是一個崔姓人家的祖傳秘方，也叫「桂附地黃丸」，六味地黃丸多加了肉桂、附子兩味藥，這個方子主要用來針對「腎陽虛、溫腎提陽」。

　　我們先回來講六味地黃丸，六味地黃丸最先出現在錢乙的《小兒藥證直訣》主要用於小兒先天不足，治療嬰兒各種病症；一般的小兒先天不足會不停生病，皮黃臉無三兩肉，每天病怏怏的，三天兩頭跑醫院。這種問題基本上用梓燁的四季膏加一些針對性的精油就可以了，我看診了很多這類嬰幼兒，基本上每天都遇到，中醫上嚴重的先天不足叫「五遲五軟」，

像是五個月了還不會抬頭，一歲還不會坐起來，講話發育遲緩，別的小孩已經會去打醬油了，可能他還不會走路，就是各項發展比其他人慢很多很多。

我治過幾個遲緩的案例，其中一個是我學生接的患者，我們共同完成診療。由於孩子的媽媽本身體質很差，在懷孕的時候支原體感染，吃了幾個療程的阿奇霉素，導致小孩出生就是五遲五軟，從出生開始就發展很慢，而且幾乎每天生病。媽媽為了給孩子治療，關了公司，賣了房子，幾年下來花光幾百萬，效果還是不怎麼好，後來這幾年不是很流行兒童推拿嗎？他媽媽沒辦法了，只能每天帶他去推拿，回家裡給他艾灸，我們接手時候，6 歲了舌頭還不會伸出來，反正出門要裹得緊緊的，任何風一吹肯定又生病了。

這種患者我們肯定先從脾胃和腎入手，脾胃後天之本，生化氣血得靠它，免疫力得靠它；腎是先天之本，腎主骨主生殖，五遲五軟就是腎陽不足的症狀。給孩子配了提脾陽精油膏、薑精油、羅文莎葉精油膏，尤加利精油膏，還有順肺補腎油。每天 3～4 次提脾陽膏加薑，兩次順肺補腎油，另外還推薦他吃六味地黃丸的方子。這裡我稍微調整一下：

> 黨參、地黃　各 8 錢
> 山藥、山茱萸　各 4 錢
> 丹皮、茯苓、澤瀉　各 3 錢
> 肉桂、灸甘草　各 2 錢
> 用法：每隔一天煲一次。

大概 3 個月左右，提脾陽膏用了 5 個，薑精油用了 2 支，順肺補腎油用了 2 支，那位媽媽專門丟我訊息感謝我，她說，孩子生病明顯次數少很多了，其他的慢慢來，再 6 個月左右，我改了提脾陽膏和順肺補腎油的配

方，改為比之前劑量猛一些。因為孩子本身先天不足，不能大補，必須一點一點緩緩來，和老人家以及久病病人一樣道理，身體越差的，我們滋補力度越要慢慢來，急不得。

每一個中藥經方的配成都是天衣無縫的經典，六味地黃丸也不例外，方子裡 6 味藥，以地黃為君，分成三味補，地黃，山藥，山茱萸這三味為補。

> 地黃補腎，山藥補肺，山茱萸補肝。

而且這個補還在子母關係上，山藥補肺，肺為上水之源，肺金生腎水，肺金生腎精；地黃補腎滋陰，腎藏精，腎水生肝木，山茱萸的酸性除了補肝柔肝，還能收斂肝血和腎水；身體是一個整體有升降機制，有升了必須有降才能平衡，丹皮、茯苓、澤瀉協同泄水道，利腎氣的升降。

經方是可以加減用的，一個很厲害的中醫必須能夠很靈活地加減經方，因為每個病人的狀況和體質不同。而且隨著社會進步，食物和物質也大有不同，古人的脾胃是乾澀的，現代人哪一個不是肚滿腸肥？大多都營養都過剩了，所以我們現在很多富貴病就是這原因！

六味地黃丸還衍生出很多家族成員來，加知母和黃柏，就變成**知柏地黃丸**，用於腎陰虧，補腎陰；加當歸，白芍，就變成**歸芍地黃丸**，主要加強補肝血的作用，但是需要注意的是這個人脾陽要足，不可濕膩運化無力。

還有**杞菊地黃丸**，在六味地黃丸的基礎上，加入枸杞和菊花，針對肝腎陰虛導致眼睛昏花症狀。這裡的枸杞是種子，種子是往下降的；菊花是花，升發之氣強。這樣子又有另一對升降，這升降中肝氣就平和了。這個杞菊地黃丸用在白內障的效果很好，因為菊花的升散之力可以把眼睛裡的憋鬱升散掉，菊花同時也有清熱作用。

再來一個就是**明目地黃丸**，在六味地黃丸基礎上加入當歸、白芍、枸杞子、菊花、石決明、蒺藜等。這裡用蒺藜來疏肝。當人已經肝腎虧虛時，肝腎陰虛就容易有陽亢。柴胡在疏肝方子裡比蒺藜要常見太多，但是柴胡是風藥，風藥很容易劫肝陰，用蒺藜就沒有這種擔憂了，所以方子裡加當歸、白芍滋養肝血，石決明平肝、鎮肝，也可以把腎陰鎮藏在腎裡。

我前一段時間有吃**明目地黃丸**，已經吃了三大罐了，它 500 克好大一罐，效果真的是好。主因是我平時每天經手 200～300 個案例，很耗精神，耗肝血傷陰。然後我一年 365 天都用手機做案例，連生孩子在產床上也不間斷。做月子時更不用說了，根本沒休息過。所以，生完第三個孩子「八萬」幾個月後，有一次去臺灣進貨，忽然間視力更差了，原本只是看不到公車（巴士）的號碼，遠遠 10 公尺（米）之外看不清楚我還不介意，但是那次是一公尺外全變模糊，這就等於快瞎了吧！真的嚇死人了，我馬上去迪化街買了幾個牌子的明目地黃丸來吃，第一個吃到港香蘭的，只吃了大概兩週左右，視力明顯好起來了，然後其他牌子的就沒必要吃了。

另外，還有**七味都氣丸**，在六味地黃丸基礎上加入五味子，五味子是酸性的，可以斂陰守住肺氣，我在治療肺氣腫的病人經常用七味都氣丸的方子上再加入一味黃耆，配合順肺補氣油和森呼吸精油膏一起使用，效果很好！

之後還有**麥味地黃丸**，在六味地黃丸基礎上加入五味子和麥冬，清肺熱收斂肺陰，因為肺是水之上源呀。

要回來講一下，**桂附地黃丸**也叫金匱腎氣丸，這個主要溫補腎陽的，因為附子和肉桂都是大辛大熱之物，外邪傷腎，腎必然先虧。腎虧大家都懂的，就是早洩呀，或軟趴趴不舉，腎虧虛的男人，脾肯定也很不好，所以一個補腎提陽油必定要搭配一個提脾陽膏。

話說我幾年前就有一個男患者來治療腹瀉問題，他是長期的腹瀉，一直是吃一頓拉一頓，還夜尿多。我說，你要連腎一起補才行，最後配了補

腎提陽油、提脾陽膏、薑精油，還推薦了香港同仁堂的桂附地黃丸，這個患者幾乎每個月都訂購一次，那不用說，當然效果好才會再次使用。然後到了第二年，他給我寄了紅雞蛋和糖，因為他終於生個兒子了。腎不好精子品質肯定很差呀，房事都不順利了，還談什麼生孩子呢？對吧？

　　還有一個也是幾年前的案例，一個老大爺，每天都五更瀉（黎明時分就起床拉肚子），就是每天天沒亮就內急醒了，要馬上起來大便，大便肯定溏瀉的。這種人腎陽虛，看他舌頭啊，脾腎都極寒，軟趴趴沒力。我給他調配了提脾陽膏、薑精油，也推薦他買了香港同仁堂的桂附地黃丸配合一起用，這個見效很快，基本上十幾天就改善了。

　　但是，桂附地黃丸這麼好，也不能長期吃呀，因為他屬於溫陽，大辛大熱，過度了就耗損腎陰。上面那個患者吃了一年多，主要是他本身先天有不足，雖然是 30 幾歲人，但是舌象如幾十歲的孩子，還很寒膩，所以每個人服用中藥都是按照自己的狀況吃的，適時就要停止了。我吃加味逍遙丸、明目地黃丸，也是感覺夠就停止了。還有吃藥都是一段時間，有感覺就停止了，大家記住「是藥三分毒」，中藥不能長期天天吃，不要濫用藥物！務必諮詢可靠的中醫師。

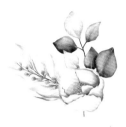

加味逍遙丸

　　有句話說，十女九鬱；根據我的觀察，可能不止！應該是每個女人都有這種症狀。有時候不吃加味逍遙丸你還不知道自己也有鬱。我就是活生生的例子，全世界的人都覺得我肯定沒有抑鬱，因為我性格開朗，內心有什麼事都表現出來，一感覺不對就開罵，從來不考慮對方是誰。我的名言是「就算全世界的人肝鬱，我也不會肝鬱！」。所以，我也認為自己不可能肝鬱。在還沒吃加味逍遙丸之前，我的確是保持著這種想法。

　　直至我學習中醫經方時，老師分享他在法國當中醫的經驗。他很認真地對大家說，在法國開診，無論什麼女人來，你開一個加味逍遙丸給她肯定沒錯！這讓我對「加味逍遙丸（散）」好奇極了，放學的路上走進同仁堂買了 4 盒。中藥鋪的藥師叮囑我，每天早晚服用一包。我覺得自己沒肝鬱，只是想試試它是何方神聖？所以，我每天只吃一包，有時候還忘記吃。真的很神奇！我大概吃完一盒的時候，忽然感覺自己這段時間心情好好呀，整個胸膛裡充滿光明似的，有身心舒暢的感覺。我才領悟到原來自己也有肝鬱。然後我就改為每天兩包，直到把四盒藥丸都吃完為止。

　　就這樣子，加味逍遙丸成為我第一個搭配中醫芳療使用的科學中藥（成藥），記得那時候我有一個很鐵的客戶，她的學歷很高，有雙學位，是銀行高級主管。她的性格也跟我差不多，根本藏不住心事。

　　有一次她跟我說：「香香，這幾天不知道為什麼，我感覺胸部悶疼，好像被拽著一根繩子，繩子的另一頭被人牽著，有事沒事就被扯一下繩

子，覺得很疼。」

我說：「妳肝鬱了。」

她直說：「不可能！我什麼心事也沒有，也沒有升職的慾望，能有肝鬱嗎？」

我沒理會她，直接給她寄了「疏肝解鬱油」和「加味逍遙丸」，她收到後又說：「這個加味逍遙丸我已經有很多了！每次去看醫生，醫生都給我 7、8 盒藥丸」

我說：「不一樣的，你那些是一盒 7、8 塊，我這是一盒 40 幾塊。你抹精油了嗎？吃了藥丸了嗎？做完這些再告訴我。」

到了第二天下午，她突然發訊息給我：「哇靠，你這東西很神奇呀，一整天沒痛了，下次我老公出差我讓他給我買一箱回來。」後來她老公去國外出差回來經過香港，幫她買了一大箱。但是，其實藥有三分毒，藥吃夠就好了，不能像吃飯一直吃下去。

加味消遙丸又叫「丹梔逍遙丸」，由《太平惠民和劑局方》的逍遙散加入牡丹皮和梔子兩個藥而成，方藥組成：丹皮、梔子、柴胡、芍藥、當歸、茯苓、白術、甘草，主治肝鬱脾虛，血虛鬱熱症。誰有這些症狀呢？更年期的女人 99% 會有。所以，我們經常罵人「你更年期呀？」下次不用罵了，直接送她加味逍遙丸就好！

肝火旺、肝氣鬱結，肝木壓了脾土，脾胃運化氣血能力就不好了，這樣子會直接影響到女性的生殖系統，導致月經失調。火氣旺一點就著，所以月經來之前會胸部脹痛。還有就是現在的女人撐起半邊天，一肩攬起工作和家庭中雜七雜八的各種事情，導致壓力很大，肝氣不抒發就會有乳腺增生、乳腺結節、乳腺囊腫這些問題。其實肝氣鬱結，肝經路徑上的器官都容易長東西，例如：子宮肌瘤、甲狀腺結節等都是因為肝鬱。

加味逍遙丸裡有牡丹的根皮，也有芍藥，這兩個的花都開的特別燦爛，鮮豔，要得木之氣花才能開得旺，丹皮和芍藥特性都屬於苦、寒，而

丹皮的性寒，味辛、苦，辛主發散；芍藥味酸，酸主收斂，這兩個常常一起合用，一收一散柔肝養陰，散熱涼血。丹皮取牡丹的根部皮入藥，丹皮的歸經入心，肝，腎，心包經，它入血分，主要清血熱。

當歸養肝血，肝得血即柔，我們身體的內臟都是依靠氣血來濡養，而肝藏血，肝的血藏量不足，先就要從月經來克扣。然後看柴胡，柴胡是疏解肝鬱的妙藥，主要作用在少陽病，它是一個和解的藥，和解的意思是溝通內外，所以也有一個非常出名的方子，小柴胡湯主治傷寒感冒。

《傷寒論》：「傷寒五六日，中風，往來寒熱，胸脅苦滿，默默不欲飲食，心煩喜嘔，或胸中煩而不嘔，或渴或腹中痛，或脅窩下痞硬，或心下悸，小便不利，或不渴，身有微熱，或咳者，小柴胡湯主之。」

那然後為什麼治療肝鬱的方裡有茯苓、白朮呢？

因為五臟六腑相生相剋，見肝治病，不治肝先實脾，肝鬱的人不開心直接影響了食欲和吸收，氣血由脾生，脾的運化功能不好影響了肝血的供應，所以疏肝了也同時要實脾。

還有一個比較印象深刻的案例，這個人是我姐從小一起長大的閨蜜，從小她的成績就非常好，是我很欽佩的對象。畢業後她跑去做行政工作，我覺得是大材小用。她有一個困擾很久的問題，就是臉部經常過敏，發熱發紅，動不動就變成關公臉，讓她很苦惱。十幾年來看了很多醫生沒辦法解決。

因為從小就認識她，我隱隱約約感覺她的問題是肝鬱引發的，所以也是開了「疏肝化結油」搭配「加味逍遙丸」給她，她用了好長一段時間，其他的問題都解決掉了，但是臉發紅發熱的症狀一直沒有改善。作為一個芳療師，我非常相信個人的直覺。後來，三年後清明節我回鄉下掃墓（拜山），跟她見面，她告訴我她臉上發紅發熱完全好了，我的直覺是對的，她這種就是久鬱化火，火性上炎的症狀。

肝鬱可以令人神昏，心智不清，影響很多的決策，如果一直肝鬱，問

題會惡性循環影響整個人生，肝鬱不單單是身體出現實質性病症，對個人的思維，人生格局影響才是最大的。

　　「肝鬱」是什麼？肝為將軍之府，它主管我們情志，情志不暢就有肝鬱，壓力太大，情緒憋鬱，動不動就生氣飆火，心煩失眠，思慮過度等都會引起肝鬱。如果這些情況沒有得到改善，嚴重的話會導致乳腺增生、乳腺結節、乳腺囊腫、甲狀腺亢奮、甲狀腺結節、子宮肌瘤、抑鬱症。

加味逍遙丸
效能：疏肝解鬱、清熱涼血
適應症：肝鬱血虛發熱、月經不調、怔忡不寧

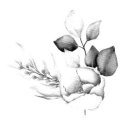

四物湯和八珍湯

　　女子以血為主，四物湯是補血的，所以四物湯在婦科是一個基本方，可以很靈活地加減使用，它也是幾乎每一個來調理月經的患者，我都考慮配套的基礎方。

　　四物湯出自《太平惠民和劑局方》，它的組成──當歸、地黃、白芍、川芎。

當歸（對應春天）－補血補氣
川芎（對應夏天）－行氣活血
白芍（對應秋天）－柔肝養肝
地黃（對應冬天）－滋陰補血

　　這裡以當歸為君藥，地黃，白芍，川芎用來加強提升當歸補血的作用。當歸是一個既能補血也可以補氣的藥，它氣味很強烈，味辛甘，有生發之氣，對應春天；川芎行氣活血能幫助氣血成長起來，能打通身體的經絡，對應夏天；白芍具酸性，有收斂的作用，幫助柔肝養肝，對應秋天；地黃入腎促腎藏血，對應冬天。一年的春夏秋冬生長收藏氣血，一年的運行變化也就體現在四物湯裡了。

　　女性屬陰，一生裡失血的機會很大，每月月經來會失血，生孩子會氣血大傷，我們從 12 歲開始月經來，到 25 歲時女性全盛時期，然後經過生孩子，生活上各種壓力，30 歲之後開始走下坡，月經量越來越少，漸漸地經期不規律，之後月經就不再來了，再然後就開始更年期來了。更年期之後，子宮因為不再需要它發揮功能了，所以慢慢萎縮了，陰道會乾澀，外陰也慢慢萎縮下去。因為每天處理近一百多個女患者的月經問題，所以我

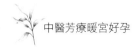

自己很警惕有關卵巢早衰、更年期提前的問題。我經常喝四物湯做加減方，配合調配的精油一起使用。

例如：有的患者脾胃差、氣血差，我配合黨參、茯苓、白朮、甘草，加入四君子做成八珍湯，就氣血兼補了。

例如：有的患者蕁麻疹，我會在四物湯裡，外加天麻、防風、荊芥補血祛風，再配合訂製的蕁麻疹精油膏一起使用。

如果患者體質血熱，可以把熟地改為生地，滋陰清血熱。血熱較嚴重的人可以加丹皮，並將白芍改為赤芍；如果血熱不明顯，**陰虛相對嚴重的就用熟地，當歸用當歸身**。反正根據體質情況都可以做加減變化中藥方子，重點是辨證準確，跟著體質和辨證走。

今年年初，有個患者經朋友介紹來，她說：「香香醫生，我 37 歲了，抗穆勒氏激素[1]只有 0.81。月經量少得可憐，月經週期還算準，我還要生第二胎呢，還有機會嗎？」我看了患者舌頭，氣血虛，脾腎虛，脾胃運化功能也不好，只能賭一賭！患者說：「我已經看醫生好幾年了，西醫看了，促排卵不行，沒有優質卵泡，中醫也看了快兩年，中藥吃到想吐。」

然後我就給她訂製**提脾陽精油膏**：黑胡椒、茯苓、白朮、依蘭、甜橙、薑等精油，再加入中藥浸泡油裡做成精油膏，每天抹肚子 3～4 次。另外，搭配**氣血雙補油**：玫瑰、當歸、地黃、老檀香、乳香、沒藥，精油濃度 6%，加在中藥浸泡油裡。每天兩次。

另外黃耆、茯苓、白朮、赤小豆、陳皮煮水，先喝 4～5 次，主要是提升脾胃運化能力，順道清理身體的水濕，水濕排得差不多了就黨參、黃耆、茯苓、白朮、生地、當歸、白芍、川芎、瘦肉，每天煮一碗吃，促進身體氣血生成，沒想到四月初患者就自然懷孕了。

1　抗穆勒氏激素（簡稱 AMH）是預估卵巢功能的指標，了解卵巢儲存卵子的數量。一般來說，AMH 值在 6.0-9.0 ng/mL 的女性，懷孕機率較高。

我的另一個患者夏夏 36 歲，生了一個孩子，這幾年先是父親患癌症，父親走了後，還沒緩過來又輪到母親患癌，她每天上班，下班後去照顧母親，家裡還有孩子、婆婆要照顧，老公長年出差在外。等母親也走了，從傷痛中醒來才發現月經經常兩三個月才來一次，顏色還乾巴巴的，兩三天就完事了，她才發現出事了。

因為夏夏的孩子一直用四季膏和精油調理身體，所以她第一時間就想到我，我一看夏夏的舌頭，肝鬱、陰虛、脾腎功能虛。

我給她訂製了以下三種配方：

疏肝化結油

成分包含羅馬洋甘菊 6 滴、馬鬱蘭 4 滴、白玫瑰 3 滴、馬鞭草酮迷迭香 2 滴、三七 2 滴、永久花精油 1 滴，以精油濃度 3%，加在 30ml 中藥浸泡油裡。羅馬洋甘菊和馬鬱蘭可以很有效地抒發肝熱、瀉肝熱、肝火。

氣血雙補油

成分包含地黃 6 滴、當歸 4 滴、歐白芷 4 滴、紅玫瑰 4 滴、老檀香 8 滴、高山薰衣草精油 6 滴，以精油濃度 5%，加在 30ml 中藥浸泡油裡。滋陰補氣、生血養血。

提脾陽膏

成分包含黑胡椒 6 滴、馬鞭草酮迷迭香 6 滴、茯苓 6 滴、白朮 4 滴、西柚 4 滴、甜橙精油 4 滴，以精油濃度 5%，加在 30ml 中藥浸泡油裡。每天順時針塗抹肚子 2～3 次。

還配合黨參、黃耆、生地、赤芍、麥冬、川芎、當歸、沙參和瘦肉，每週吃 2～3 次。主要是滋陰養血的作用。這樣第一個月都還沒結束，夏夏就說人感覺沒有那麼容易累了，皮膚也比起之前明顯水潤透白很多，光澤

也好了；第二個月，她說這次月經明顯量多了。

　　這個四物湯的加方有巧妙的，當歸，川芎這兩個的量每個用 4 錢，量比較少，主要這兩個是比較動氣血的藥物，必須先滋陰養陰，把血液儲好，生血系統理順，血生油源才是根本，如果當歸、川芎量多，血液還沒儲夠而強行放血，反而會虧空了血庫。

　　基本上女生月經來了我是建議她在每月月經後煮 2～3 劑四物湯滋養氣血，慢慢隨著年紀變大劑量也增加，好像我現在基本上每天早上也先喝一碗滋陰養血的湯，用電鍋燉一次，放在冰箱裡每天喝一碗，喝完馬上再燉，氣血好女人不容易老。

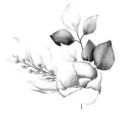

桂枝茯苓丸

　　桂枝茯苓丸應該是婦科醫生最常開的藥方了，血瘀是影響女人健康最大的黑手，它主要功能活血化瘀，消癥化積，或血瘀導致的閉經，基本上你是子宮肌瘤，卵巢囊腫去看中醫，醫生肯定給你開這帖藥，它功效就這樣而已嗎？差太多了。

　　桂枝茯苓丸是東漢時期的醫聖張仲景《金匱要略》裡的方子。

　　成分：桂枝、茯苓、牡丹皮、白芍、桃仁。

　　功效：改善血液循環，消散血腫包塊，調節子宮機能，常用於子宮肌瘤，卵巢囊腫，慢性盆腔炎，輸卵管發炎，帶下病，子宮內膜異位，月經不調。

　　桂枝是桂樹上面的枝椏，以樹頂上的嫩枝為最好，在二月、八月、十月採收的最好，桂枝性辛溫，甘入肺能利氣，入膀胱能化氣、行水，也就是能利尿。傷寒症就用到一個桂枝湯。桂枝作為一種枝，它能走四肢，有溫通作用，透過溫通經絡來驅散血液裡的寒。桂枝還能強心血，桂枝的溫通作用可以有效調和營衛，振奮血液。

　　桂枝辛散，配白芍，白芍酸收而不斂邪，白芍能柔肝養筋，它們合用可以舒展筋緊、痙攣的四肢，桂枝配桃仁就能溫通經脈，化解瘀血養新血，茯苓益心脾之氣，在桂枝助陽之下滲利下行。牡丹皮、白芍、桃仁破瘀清熱，諸藥合效活血祛瘀，消癥化積。

　　印象最深刻的是南京中醫藥大學的皇煌教授說：「桂枝茯苓丸不是治

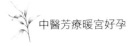

療一個病，不是治療一個症狀，它是治人的方，有一種人叫桂枝茯苓人。痤瘡、血栓、前列腺、痔瘡等什麼都能治療，它等於『東方阿斯匹靈』，只用來治療子宮肌瘤是大材小用了。」是的，桂枝茯苓丸化一切瘀，我經常用它來配合溫宮補氣油治療子宮肌瘤，配合消炎通暢膏治療前列腺炎，配合消腫化結膏治療甲狀腺囊腫等，收效非常好。

《金匱要略》描述：「婦人宿有癥病，經斷未及三月，而得漏下不止，胎動在臍上者，為癥痼害。妊娠六月動者，前三月經水利時，胎也，下血者，後斷三月衃也，所以血不止者，其癥不去故也，當下其癥，桂枝茯苓丸主之。」意思是懷胎了，因為腹部有包塊引起胎動不安，出血不止者應該用這個方子安胎。

血瘀的女性有以下幾個特徵：臉色暗沉瘀紫，月經週期不規律，經痛嚴重，有血塊，皮膚乾燥，黑眼圈嚴重，頭臉特別熱，手腳冰寒。

我有一個患者阿美，從中學開始長很多大顆的青春痘（暗瘡），一個連著一個，紅腫瘀紫，整個中學時期頂著一張黑瘀紫的臉，然後她月經還很不規律，兩三個月來一次，愛來不來，每次來前腹部漲痛如針刺，一直治療一直沒多大的效果，也一直不知道臉上冒痘跟月經有關係。而她來我這裡治療，我一開始也沒有聯想到彼此的關係，只是給她溫宮提陽油，提脾陽膏，治療了差不多 6 個月，月經才規律了，每次相差兩三天，但是還是有血塊，只是血塊少了很多；然後按照一般治療青春痘的方式處理臉部，效果一直跟我想像中的有差距。後來我瀏覽臺灣的中醫網站，看到皇煌教授講的「桂枝茯苓丸」才恍然大悟，馬上從臺灣買來桂枝茯苓丸，把溫宮提陽油改為溫宮補氣化結油，第一個月後臉部沒有再長痘痘了，第二個月臉部明顯消退紫瘀色，第三個月就恢復正常。

還有一個男性的患者快 70 歲，家族有高血壓，血管狹窄，有前列腺炎、痛風，臉色暗紅瘀紫，如果按照我以前的認知我只會給他處理前列腺炎和痛風的問題。因為我以前認為高血壓、血管問題是肝陽上亢導致。人

年紀老了，血管老化，血液黏稠度高，吃阿斯匹靈是必然的，只能舒緩一下，講不上治療改善。一般我處理前列腺炎起碼要用 2～3 個消炎通暢膏才能將整個將症狀舒緩下來，之後就降低頻率繼續抹膏。然後我大大推薦桂枝茯苓丸給他，再按照他情況訂製消炎通暢膏和痛風油，一套產品沒有用完，他就回饋說效果太好了。因為這些病都是好幾十年積累的結果，看醫生也好幾十年了。雖然我跟他說這些症狀不可能徹底根治，但是前列腺炎和上廁所都順暢很多了，痛風一年多也沒有發作，高血壓頭痛次數減少很多，他說他已經非常滿意了。

　　我感覺自己也應該是「桂枝茯苓型」的人，臉色暗沉紫，怎麼抹美白產品也沒有白淨一點，腳上皮膚乾燥。我以前也是滿臉青春痘，擠完痘痘後，紫黑色疤痕經久不散，所以上個月我也開始服用桂枝茯苓丸，期待在我垂垂老去前能白一回吧。

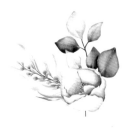 豬苓湯

　　之前我考慮了好久，要寫五苓散還是豬苓湯，因為這兩個我都用很多，它們都是針對水濕不化的經方，在中醫大學的書本上它們都並列在利水滲濕的章節裡面；但是它們的分別很大，五苓散針對的是體質寒濕，身體的水濕沒辦法氣化停留在身體，我經常會用五苓散的加減方做水腫的問題，五苓散主要針對寒濕性是水腫問題，所以裡面有桂枝，桂枝主要是提升身體裡的陽氣，幫助身體氣化這些水液，就是身體陽氣不足，水液沒辦法氣化（運化）的可以用五苓散。

　　還有一個心陽不足的也是用五苓散的加減方來提升心陽，例如：我們常見的痛風就是心陽不足導致尿酸滯留在關節，沒辦法排除而引起的問題。這個痛風以前基本上是發生在 60～70 歲老年人的問題，老年人究其原因是身體機能衰退引起痛風。我這幾年治療很多十幾、二十歲就痛風的年輕人，這些是由於生活習慣差、亂吃東西阻礙了身體陽氣升發。你想想，十幾二十歲本應是身體最升發的時候，但年輕人卻有像 60～70 歲的身體，多麼可悲？痛風也是我們社會高速發展引起的問題。

豬苓湯的方子：

　　豬苓（去皮），茯苓，澤瀉，阿膠，滑石，各 10g。（保養用）
　　主要功效：利水，養陰，清熱。
　　主要治療：水熱互結，小便不利，發熱，口渴欲飲或心煩不寐，舌苔黃膩，或血淋，小便澀痛，點滴難出。

看見血淋，小便澀痛，點滴難出，大家基本上可以知道它用於**治療尿道炎了。**很對，除了尿道炎，它對於**有關女性生殖系統的炎症都可以用它的加減方。**幾年前我做過一個案例，這個男患者有血精症，結婚好多年了，性功能有點不好。而且舌頭水濕厲害，舌苔厚膩，脾虛陽氣虛。生不出孩子主要原因是血精症。一問診，這個患者是在塑膠廠工作，經常抱著很熱的塑膠從這邊走到那邊，因為工作環境很熱，所以每天喝幾瓶冰的啤酒。以至於結婚好多年行房射出來的都是帶血的精子，有臨床說過高溫是精子最大的殺手，外加上這個患者每天幾罐冰的啤酒，我跟他說，如果要徹底治癒這個症狀，要辭掉這份工作。

然後給他開立**豬苓湯的中藥方子：**

豬苓 3g（去皮）、茯苓 3g，澤瀉 3g，阿膠 10g，滑石 10g，白茅根 8g，仙鶴草 8g。

配合每天抹消炎通暢膏 4 次，在腹股溝的位置。

因為這個患者主要問題在出血上面，沒有小便不利的情況，雖說豬苓、茯苓、澤瀉這幾個中藥利水不傷陰，這三個也是在五苓散裡共有的藥物，皆是治療小便不利，但是我們要先做好他血精的問題，所以方子裡最大量是阿膠和滑石，阿膠這個藥主要用來清熱滋陰養陰，潤燥修復已經被熱所傷的陰，滋陰止血，外加白茅根清熱消炎，滑石加強涼血止血的效果。

有個患者是東北人，職業是老師，生完孩子後有盆腔炎、陰道炎，還經常尿道炎。她看好多年的醫生，每年的寒假暑假都在到處求醫，幾年下來不見好轉。朋友介紹她來找我，調配了溫宮補腎油，以及對付三種炎症的配方，配合**豬苓湯加減方，**配合用效果奇好：

豬苓 8g（去皮）茯苓 8g，澤瀉 8g，阿膠 10g，滑石 10g，丹皮 10g，連翹 8g。

之後全家上至婆婆的腳痛，下至孩子的鼻炎，老公的頸椎問題都來找我處理，後來家裡什麼事情她老公都說：「快去找你的女神處理吧！」發展到後來逢人就介紹我。

　　阿膠這個中藥是山東東阿縣這個地方所產。老實說，現在市面上阿膠的品質跟以前沒得比了，真正東阿的阿膠是用當地黑驢的皮，加上阿井的水熬製而成的膠，阿膠有很好的養血滋陰、補腎的作用。因為肺主皮毛，驢皮又是黑色的。肺屬金，金生水；阿膠除了滋陰養肺還能潤燥化痰，這些黑驢喝狼溪河河水長大，狼溪河的河水屬陽，熬製阿膠要用當地一口叫「阿井」的井水。以前打井的人都會把井打在水脈上，才會有井水滲出，井水來自地下水，屬陰，陰陽交合，陰陽相通；所以真正的東阿阿膠能補血又補腎。阿膠、鹿茸、龜板這些動物性的藥，屬於血肉有情之物，補血的效果比植物要好很多。

　　上中藥課的時候，我的老師說現在的阿膠裡真正含有驢皮 20% 已經很了不起了，所以為什麼這麼多人說吃了阿膠會上火，主要是已經不夠純正了。我在很多年前認識一個山東的芳療師，她有親戚在東阿廠裡工作，可以買到比較便宜的阿膠，我每年托她幫我買 10 盒～20 盒的量，吃不完就放著，每年入冬我自己都會做幾次阿膠膏，一斤阿膠加上配料能做出大概 3～4 斤的膏，整個成本就一千多元港幣了，還沒算人工成本。所以，市面上賣的 3～4 百元一斤的阿膠膏又能多真，自己想囉，這世界沒人做虧本生意呀。

　　我有一個卵巢早衰的患者，去年年中開始來配了溫宮補腎油，每天塗抹提脾陽膏，之後每個月月經都按時來了，但是她還是認為月經量很少。我問她是否有喝我開立的湯方「八珍湯加減方」？她說喝一次牙痛一次，所以喝了兩次就沒有喝了。哎呀，精油是推動生理系統活躍運作的，必須要配合湯方補充身體造血的原料，才有經血可以洩呀。這些湯方就像池塘裡不停補充的活水，子宮需要有造血的原料才會經血越來越多呀。

　　所以，後來我再給她寫了湯方──沙參 8g，玉竹 8g，石斛 6g，麥冬 6g，黨參 10g，阿膠 6g，瘦肉 50g，用電子鍋燉好了分 3～4 天喝，每天喝一碗。這種才是真正的養陰養生。患者堅持喝了一段時間後，月經量慢慢多起來了。再也不需要擔心卵巢早衰的問題。

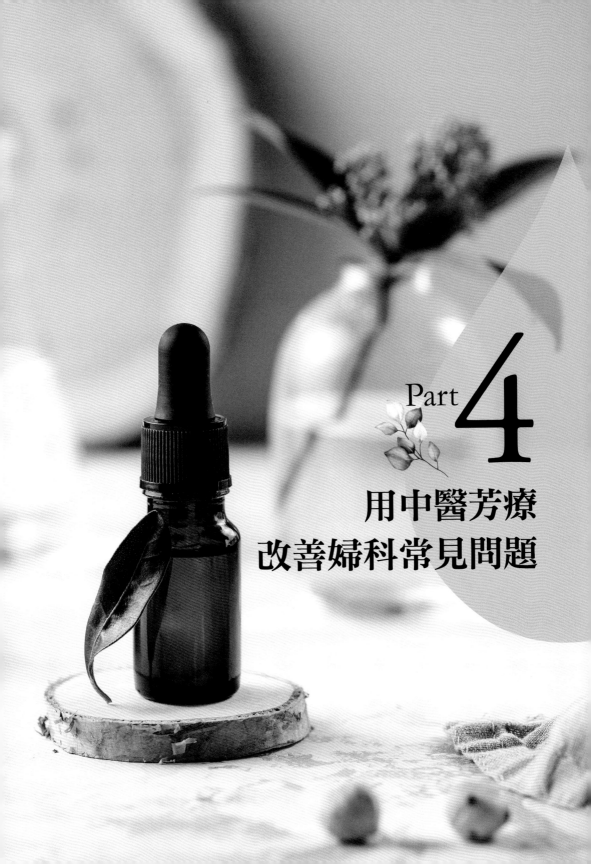

Part 4

用中醫芳療
改善婦科常見問題

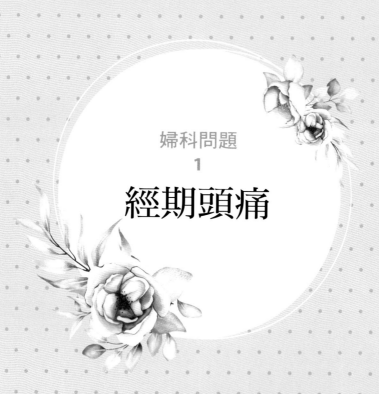

婦科問題
1

經期頭痛

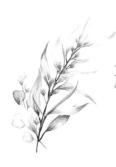

經期頭痛

個案解說一

　　卡文是我幾年前的學生，她也是香港人，當時我的芳療課程只在深圳上課，香港人比較少會來上課，她是其中一個。而且我跟她還比較有緣分，我研發的「森呼吸」鼻炎膏是因為她老公幾十年來的嚴重鼻炎而產生的配方。她老公當時 39 歲，有過敏性鼻炎已經 30 幾年了，因為嚴重鼻塞每天晚上都睡不好。

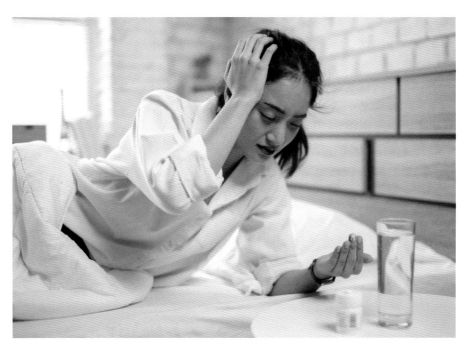

　　卡文自己也有一個比較嚴重的問題，每次月經來的前三天頭會準時痛，痛得很厲害，好像頭要裂開似的疼，等三天後月經來了，順暢了就自動好了。卡文的職業是某大報紙首席記者，經常全世界到處飛，本身壓力也很大。她每次趁工作之便，每到一個地方就找當地的醫生看這頭痛，中醫、西醫針灸全部都試過了，收效甚微，只能每次痛的時候用她老公買的肌肉痠痛藥「安美露」抹在頭上，可以舒緩 30%疼痛，但是還是經常痛得沒辦法睡好。

　　那時候我還在讀中醫課程，頭痛只是往舒緩神經系統方面想，配方使用快樂鼠尾草、羅勒、羅馬洋甘菊這些精油，但也收效甚微。

　　讀完中醫課程後，有一次晚上放學，坐地鐵時一直在想這事情，在出閘門的那一刻，配方叮的一聲跳出腦袋——川芎、乳香、沒藥、三七、義大利永久花、黑胡椒；我趕緊打手機告訴卡文這個配方，叮囑她每天晚上用這個配方按摩頭皮至精油完全被吸收，頭皮微微出汗，然後必須用毛巾擦乾所有的汗水，才能去睡覺。

　　到了月底，卡文告訴我，這次月經來只有輕微痛了一會兒，完全可以忍受的那種，有效果不更方，讓卡文繼續用，之後幾個月的月經來就再也沒有頭痛過了。

　　卡文頭痛配方：川芎、乳香、沒藥、三七、義大利永久花、黑胡椒。精油濃度 5%，加入基底油「荷荷芭油 40ml」。

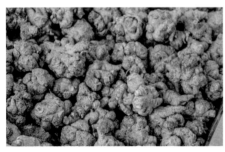
▲川芎

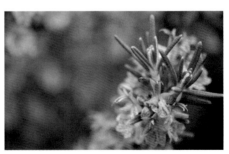
▲馬鞭草酮迷迭香

　　但是，如果患者沒有高血壓，我們可以用馬鞭草酮迷迭香替代三七，在這個配方裡**馬鞭草酮迷迭香比三七更有活血化瘀的效果。**

　　這個配方考慮到卡文有家族遺傳性高血壓，避開馬鞭草酮迷迭香不用，換較溫和的三七和永久花；**川芎是中藥裡頭疼方子必定用的，它屬於血中風藥，可以溝通氣血，調和陰陽，芳香走竄發散血中的風寒和風邪，除了疏解頭疼它還能解鬱。**但是，川芎走竄的力度很大。所以，要用乳香和沒藥來管制一下它。川芎是活性很高的精油，氣味也很強，配方裡的量不能太大，如果太大了它就很沖，會損耗陰血。若配合乳香、沒藥有溫通經絡的效果，除了能驅趕經絡裡的寒邪，還能刺激新血生成。黑胡椒也是溫通的作用，有軟化血管，加強經絡暢通。

　　用義大利永久花除了強化血管軟化的作用，也能溶解血管裡因為受寒凝滯的血塊，這種頭痛也吻合中醫思維：「通則不痛，痛則不通的原理。」

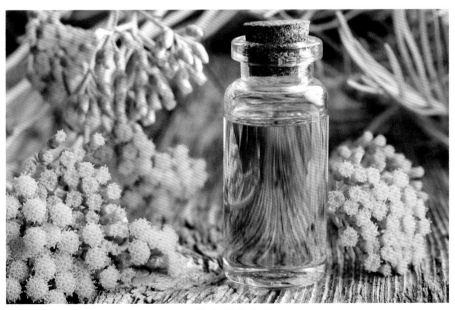

▲義大利永久花

消除頭痛的中藥湯方

川芎 1 片、天麻 1 片、生薑 5 片、一個大魚頭。

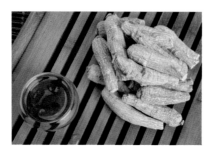

做法

先用油熱了鍋，放薑片和魚頭煎 5 分鐘後，加入川芎、天麻、2～5 湯匙白酒後，加入水煮成湯。

另外，配合中藥湯方。

每週吃一兩次，有很好的祛風散風寒作用，湯裡加入白酒，白酒是發散升散的作用，能把藥性引上頭，有畫龍點睛作用，加 2～5 湯匙主要考慮到有的人不能喝酒，例如我就是不能喝酒的人，客家人坐月子每天起碼一大碗酒，我是一喝酒就渾身發熱，所以我這種人就加 2 湯匙就好了。

這種頭痛多發生在產婦月子裡，產婦生產完之後身體氣血會比較虛弱，然後不小心頭部被寒風吹了之後，寒風滯留在頭部經絡裡。落下月子病是很難治好的，以後每次月經來都會頭痛，所以產婦生產完坐月子不能吹風，不能對著冷氣吹，凡是出門都要帶個帽子就是這原因。如果不小心中了，我們叫這種症狀為月子病，原因是風寒侵襲經絡，寒凝血瘀而造成，寒邪只會侵襲並停留在人體的虛處。

個案解說二

又有另一個 36 歲患者 ViVi，每次月經來也是嚴重頭痛。平日上街被風吹到頭髮也感覺陰惻惻的，有頭髮被扯痛的感覺；而且月經量巨大，月

經每次拖拉到十幾天，還有貧血問題。中醫西醫都看了也沒什麼改善，後來只能吃止痛藥，止痛藥吃多了胃也不好了。就算在夏天也畏寒吹不得風扇，吹不得冷氣。ViVi 說反正每天不是這裡痛就是那裡疼，嚴重影響到生活了。ViVi 說年輕時身體就不太好了，後來生孩子做月子沒有補好身體之外，還吹了風導致頭痛，身體越來越差，頭痛症狀吹風更嚴重。

消除頭痛的配方

成分：川芎、乳香、沒藥、馬鞭草酮迷迭香、三七、永久花。精油濃度 5%。

這個配方每天晚上一次搓頭，然後還得配合提升脾胃功能的補氣血配方一起用，互相推動效果才能顯現出來。

提升脾胃配方

成分：蒸餾薑、甜橙、豆蔻、歐白芷、圓葉當歸，以精油濃度 5%，製成精油膏。

每天兩次，塗抹肚子。

我建議這個患者用川芎 5 錢，白芷 5 錢，天麻 5 錢，生薑 8～9 片，白酒5 湯匙，大魚頭一個煮湯，每週吃兩三次。月經來時每天用黨參皇一支 15～20g，艾葉 5g、紅糖 5g 煮成一碗濃湯，從第一天開始喝到月經結束，大概兩個月左右患者告訴我，頭痛已經好了，月經來的天數變成 7～8 天。

患者 ViVi 的頭痛精油配方，川芎、馬鞭草酮迷迭香、乳香、沒藥、三七、永久花。精油濃度 5%，配方很明顯是針對活血、驅寒、化瘀達到止痛效果，配方裡的馬鞭草酮迷迭香有驅寒，促進血液迴圈的同時也能溶解血塊作用，很適合這個有貧血的患者，配方裡川芎為君，佔 2%，馬鞭草酮迷迭香為臣，佔 1%。剩下乳香、沒藥、三七、永久花，各佔 0.5%；另外，脾胃配方裡歐白芷和圓葉當歸對於滋補脾胃很好，大補元氣，補氣補

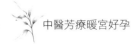

血，加強脾胃消化以及運化能力，血液問題必須要從脾胃入手，脾胃是後天之本，氣血生化之源。

精油配方

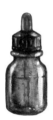

卡文的消除頭痛配方

川芎 8 滴、乳香 8 滴、沒藥 8 滴、三七 6 滴、永久花 5 滴、黑胡椒 5 滴，以精油濃度 5%，加入 40ml 荷荷芭油裡。

使用方式 每天晚上用這個配方搓頭皮一次，按摩頭皮至精油完全被吸收。頭皮微微出汗，然後必須用毛巾擦乾所有的汗水，才能去睡覺。

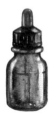

ViVi 的消除頭痛配方

川芎 6 滴、乳香 6 滴、沒藥 5 滴、馬鞭草酮迷迭香 6 滴、三七 4 滴、永久花 4 滴，以精油濃度 5%，加入 30ml 荷荷芭油裡。

使用方式 同上

提升脾胃膏

蒸餾薑 6 滴、甜橙 6 滴、豆蔻 5 滴、歐白芷 3 滴、圓葉當歸 3 滴。精油濃度 5%，加在 20ml 中藥浸泡油裡，並加入 10g 有機原蜂蠟、5.3g 蘆薈脂，然後製作成精油膏。

使用方式 每天早晚飯後，抹肚子（脾胃區）。

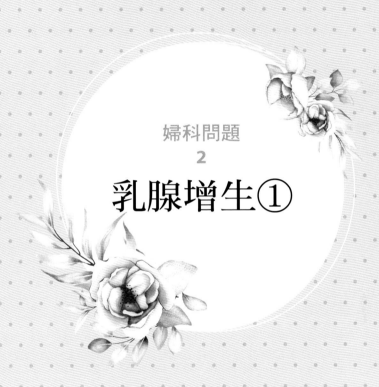

婦科問題
2

乳腺增生①

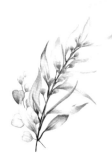

乳腺增生

怒傷肝，疏肝化結

肝氣鬱結造成乳腺疾病

乳腺疾病多發於 20-45 歲育齡女性。乳腺增生表現為乳房腺體脹痛不適，而乳腺纖維腺瘤則以出現腫塊為明顯症狀。雖然此病多數屬於良性病變，但最可怕的是它不是絕對一成不變，某些增生腫物可能會發生癌變風險，尤其是那些家族病史中直系的女性親屬曾患過乳腺癌的人群，更應該重視乳腺增生的疾病。

很多患者都跟我說：

「香香呀，為什麼我總是忍不住發脾氣？我快要被孩子氣瘋了！」

然後她們會感覺肝痛、胸痛，這些已經算是肝氣鬱結的徵兆了，再繼續發展下去很容易會發展成為乳腺增生、乳腺結節。

我常常說上天造我們女人，太不公平了，把我們胸腔弄得這麼狹窄，弄丟 1 塊錢也可以生氣三天；跟老公吵架，無論輸贏那個晚上都在生氣，而老公一轉身就呼呼大睡了。

中醫理論中，乳腺增生又稱「乳癖」，乳腺纖維腺瘤又稱「乳核」、「乳痞」。乳癖指乳腺組織中既非炎症又非腫瘤的良性增生物，而乳核則是乳房中的良性腫瘤，可以在單側或雙側的乳房中找到腫塊，它們的個數、大小、形態、程度均因人而異，並且它們常常隨著情緒變化和月經週期的改變而改變，患者常常會在月經來前感到乳房脹痛，甚至可自行觸摸到腫塊。

　　根據中醫的經絡循行學說來看，**女性乳頭歸屬肝經，乳房歸屬胃經。**所以，經常有人說肝木壓脾土，這也揭示了乳腺疾病和肝、胃兩臟腑的密切關係。此病一類主要是由於情緒不順遂，導致鬱怒傷肝，肝氣鬱結，乳絡之氣滯凝結成塊；另一類是由於思慮較多，損傷脾胃，導致脾失健運，痰濕凝結於乳腺形成腫塊。但無論是肝還是脾，多數根源還是由情緒、情志鬱結問題所引發。

個案解說

　　我經手過一個病例是一個特殊的小病人，她只有 13 歲，平時就好像《紅樓夢》中多愁善感的林妹妹，憂鬱敏感，愛發脾氣，媽媽 L 小姐說：「她從小就很敏感，不愛說話，性格十分內向，也不撒嬌，不黏人也從來不向父母講心事，有什麼事情都放在心裡，從學校回來從來不講學校裡發生的事，很少跟兄弟姐妹聊天，總是一個人自己躲在房間裡做自己的事或

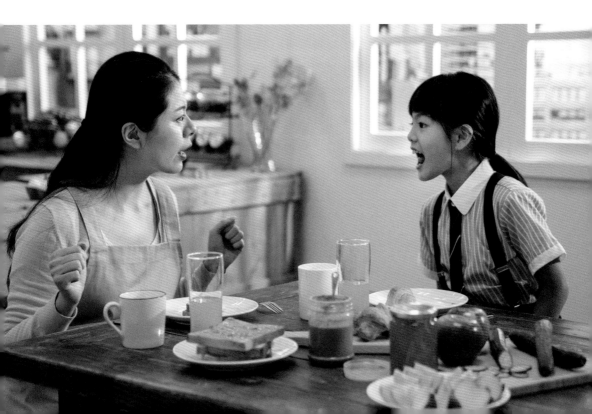

看書。她對自己要求很高，很在意成績及老師、同學對她的看法。」11 歲時月經初潮後，就發現經前一週開始胸部脹痛難忍，並伴有痛經症狀，於是終於在 13 歲那年去醫院就診。

通過拍攝乳房彩色超音波發現，她的右側乳房出現三個腫物，其中最大的一顆是 2.5 公分×2.5 公分×2.0 公分，差不多是一塊小石子大小。對於一個小朋友來說，乳房還在發育過程中便長出腫物這案例比較少見，也擔心會轉變為惡性腫瘤，醫生建議手術切除塊狀物。家長經過反覆多次考慮並與孩子討論，畢竟孩子年紀還小，這樣的手術對孩子自信心的打擊是很致命的，但是又很擔心腫塊是惡性或轉變成惡性。最終還是採納醫生建議做手術取出腫物作化驗，切除了最大的那顆腫物，把切除物送去病理檢查發現是良性腫瘤。醫生告訴家長，手術挖出腫瘤的部分不可能重新填滿，胸部會長期凹陷。

雖然手術結果顯示是良性腫瘤很幸運，但對於一位豆蔻年華少女來說，她還沒有好好享受青春，就要承受乳房凹一塊的打擊，也很難令人接受，經過幾番輾轉，朋友介紹孩子媽媽找到我，希望我能用精油調理術後的瘢痕和剩下的兩顆小腫物。

我非常清楚孩子的病根在於鬱結的肝氣，如果她始終不能調暢肝氣，疏肝解鬱，這些腫物即使切除或者化解，之後還會捲土重來。而且手術後元氣大傷，氣血不足，如果不能益氣養血，小朋友的傷口也很難長出新肉，及時癒合。所以我待其傷口癒合良好後，請她馬上開始塗抹「疏肝化結油」，用高山薰衣草、玫瑰天竺葵、羅馬洋甘菊這些舒緩放鬆類的精油薰香泡澡輔助，配合提脾陽膏健脾益氣。

疏肝化結油

　　成分包含：白胎菊、羅馬洋甘菊、柴胡、義大利橙花、永久花、馬鞭

草酮迷迭香、黑胡椒，精油濃度 3%，
添加在中藥浸泡油裡。

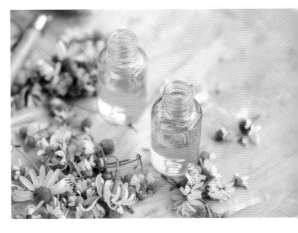

　　每天早晚各抹一次，5～6 滴塗抹
右胸下面肝區，2～3 滴胸前膻中穴，
膻中穴用手的大魚際往上推，2 滴抹
雙腳太衝穴，從內往外推（腳指頭方
向推出去），抹油的時候儘量深呼
吸，大力吸氣，大口往外吐氣。

　　配方裡的白胎菊和羅馬洋甘菊都
是菊科，菊科都有養肝、護肝的作用。白胎菊對於清肝熱、解毒、消癰、
化腫的效果很好；羅馬洋甘菊能夠舒緩壓力。義大利橙花花香味帶點葉子
的苦澀味，我最經常用在肝陽上亢引起的高血壓配方，同樣也有紓解壓力
的作用。永久花、馬鞭草酮迷迭香和黑胡椒這三個同樣含酮分子，永久花
含雙酮，主要作用於化鬱解結，配合白胎菊和義大利橙花能祛腐生新，疏
肝活血。整個配方的主要方向是清肝熱養新血，**疏肝最重要的作用是讓我
們思維清爽不要糾結於一些小事，跟自己過不去。**

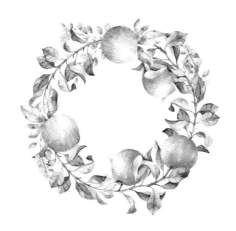

我有一個患者跟我說，用了疏肝油就是從女奴變女神的感覺。我給這個小患者配了 4 個不同配方的疏肝油，從開始著重點在化結，慢慢疏肝化結並列，最後配方主要放在疏肝解鬱上，什麼問題都是預防勝於治療。

再來，我調配了**提脾陽膏**：

成分包含：茯苓、白朮、黑胡椒、豆蔻、甜橙、茴香籽、歐白芷精油。利用溫性且歸脾胃經的黑胡椒和豆蔻精油提升脾胃陽氣；配合茯苓、白朮精油可健脾、益氣，歐白芷補氣、養血、益脾。通過補益其脾胃功能促進氣血生化，也能更容易吸收平日飲食的營養物質，十分適合術後休養的患者，小患者用完第一個提脾陽膏後，我把配方裡的甜橙、茴香籽精油換成肉桂皮精油，上好的清華肉桂大補脾腎，有著後天促先天的功能，特別和歐白芷配合能大補元氣，不過必須要脾胃沒有寒濕膩這些情況才能用，因為很容易也會補不好留邪在裡，所以做治療辨證非常重要，沒有辨證的配方根本不能稱為治療。

黃帝內經中提到，情志對於身體健康有著重要的影響。

「肝在志為怒，過怒則傷肝；脾在志為思，過思則傷脾。」

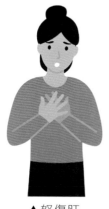

▲怒傷肝

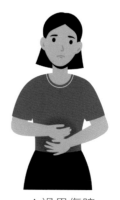

▲過思傷脾

相信很多女性常常在生活中因一時生氣，導致體內氣鼓鼓的，或者是

由於焦慮和思緒過多，導致食欲減退，不思飲食的情況，這都是情志傷身的具體表現。因此，學會調控穩定情緒是每位女性的必修課。

另外，還有一些理論認為，這是由於沖任失調，導致氣血瘀滯凝結成塊。沖脈和任脈是經絡學說中的兩條司管女性問題的經絡，任脈又稱「陰脈之海」，也能主管月經來潮和生育生殖機能；沖脈則是「十二經脈之海」，也稱「血海」，同樣與女子月經和孕育有關。有點類似現代醫學中所說的「下丘腦-垂體-卵巢軸」分泌雌激素、孕激素等各種內分泌系統機制，沖、任二脈也承擔著女性週期的維護工作。

乳腺增生常常在月經前出現症狀加重，有時候是脹痛加劇，有時則是明顯感覺腫塊變大，這些與內分泌激素有千絲萬縷的關係。另外，如果平素陽虛怕冷，體弱多病的患者，也會因為陽氣虛弱，無力排除體內痰濕，導致經脈阻塞內結形成腫塊。這些經絡學的理論，更清晰地揭示了乳腺疾病和女性月經規律息息相關。

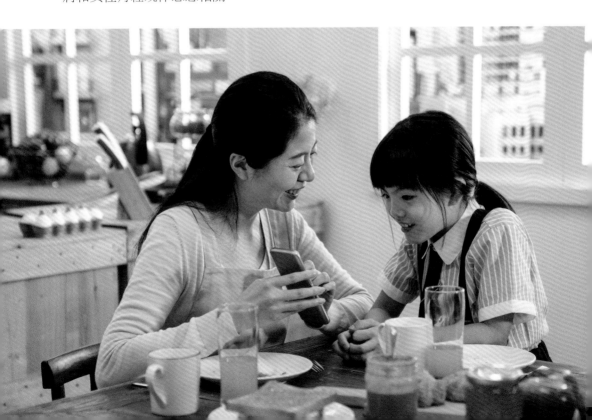

　　用完兩套產品後，家長興奮地告訴我，孩子性格變了好多，沒有再鬱鬱寡歡，放學回家也不再把自己關在房間裡，經常會跟家裡人談論學校發生的事情，無論好的壞的都說，性格開朗了很多，凹陷的乳房也慢慢長起來了，至少肉眼上看胸部兩邊看不到差異了。她希望接著再用一套精油繼續調理，並擇期去醫院複檢。家長也希望孩子繼續用這些油。

精油配方

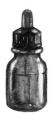

疏肝化結油

白胎菊 5 滴、羅馬洋甘菊 3 滴、柴胡 2 滴、義大利橙花 2 滴、永久花 3 滴、馬鞭草酮迷迭香 2 滴、黑胡椒 1 滴，添加在 30ml 中藥浸泡油或荷荷芭油裡。

使用方式　每天早晚各一次塗抹 5～6 滴油抹在右胸下面肝區，2～3 滴抹在膻中穴上，用大魚際往上推撥，以及雙腳大拇指和食指之間的太衝穴，各兩滴往腳趾方向推，直至精油被充分吸收。

提脾陽膏

茯苓 8 滴、白朮 6 滴、黑胡椒 3 滴、豆蔻 2 滴、甜橙 2 滴、茴香籽 2 滴、歐白芷 2 滴，添加在 20ml 中藥浸泡油，並加入有機原蜂蠟 10g、蘆薈脂 5.3g，然後製作成精油膏。

使用方式　每天 2～4 次，塗抹在肚子（脾胃區）。

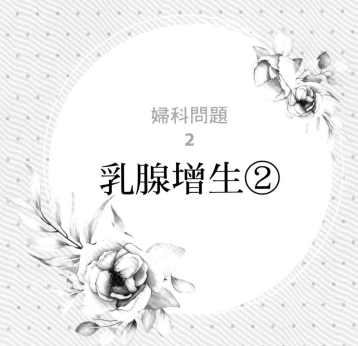

婦科問題
2

乳腺增生②

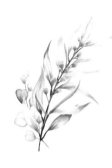

乳腺增生

舒暢肝經，調整脾胃

　　醫聖張景嶽寫：「經本陰血，何藏無之？月經本源陰血所生」，一個人的臟腑氣血基本上全部都顯示在舌頭上，所以每個年齡段他們的舌頭都有各個年齡段的特徵，也顯示這個人的生活習慣。情志不抒、肝火旺，肝氣鬱結都是非常耗傷陰血。

　　肝藏血，主疏泄，喜調達，體陰而用陽，具有貯藏血液、調節月經血量及週期的生理作用。如果肝氣鬱結，血容易鬱滯凝結成塊，肝鬱乘脾土，影響脾土運化，濕從內生，濕氣加肝鬱很容易化熱，濕熱蘊結在胞宮（包括子宮，卵巢和輸卵管）中，所以肝鬱的人很容易有子宮肌瘤或乳腺增生。

個案解說

　　36 歲的 H 小姐是明星小學的老師，家裡有兩個孩子，一個 9 歲，一個 6 歲，用她的話說「每天的日子像是吐血再吐血，每天聲嘶力竭地喊到喉嚨痛了。」很多年前起他們學校每年例行健康檢查，她乳腺增生越來越嚴重。乳房裡有乳腺增生、乳腺結節（硬塊）。每次月經前八～十天，手無法抬起來寫黑板，最嚴重的是連呼吸也會痛。自己每天摸到乳房和腋窩裡一塊塊的結節，然後又擔心有一天會變癌症。H 小姐的舌頭又薄又瘦小，色紅降，舌邊一卷一卷的浪花狀，舌面上沒有津液，明顯的陰虛肝鬱狀態。這種女人臉上肯定有黃褐斑，而且體型乾瘦，因為肝木壓脾土，而

且人容易緊張。

　　我說：「月經量不多吧？脾胃吸收也不太好呢！」

　　H 小姐很驚奇問：「你看舌頭都能看出我的月經量不多呀？太神奇了呀，我脾胃真的吸收不好，明明吃得不少，就是不長肉。」

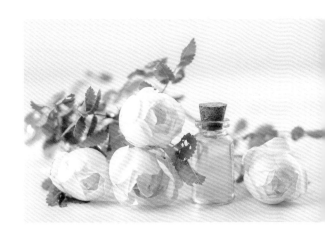

　　這些年來，我做很多肝鬱引起的多囊卵巢症，還有肝鬱耗傷陰血導致的卵巢早衰；聽我這麼說，H 小姐快嚇死了。

　　我說：「沒必要這麼怕！你只要疏肝化結，外加提升脾陽功能就好了。」

　　我給 H 小姐提了三種配方：疏肝化結油、加味逍遙丸，還有提脾陽膏。

1. 疏肝化結油

　　配方：白胎菊、薄荷、天竺葵、永久花、白玫瑰、義大利橙花，精油濃度 5%，添加在中藥浸泡油裡。

　　用法：每天早晚各一次塗抹 5～6 滴油，抹在右胸下面肝區，2～3 滴抹在膻中穴上，用手的大魚際往上推撥，以及雙腳大拇指和食指之間的太衝穴，各兩滴往腳趾方向推，直至精油被充分吸收。

2. 加味逍遙丸

　　我同時還建議 H 小姐服用**加味逍遙丸（散）**，每天早晚各一包，溫開水沖服即可。

　　加味逍遙丸的成分：柴胡、當歸、白芍、白朮、茯苓、炙甘草、牡丹

皮、山梔子、薄荷、煨薑。

原方叫逍遙丸，出自宋代《太平惠民和劑局方》，加味逍遙丸比逍遙丸多了牡丹皮和山梔子，增加了清肝熱、肝火的作用。

肝鬱是女人的專利，我大學中醫老師說他在法國做中醫的時候，10 個女人來看症，10 個都開加味逍遙丸也錯不了。只要會開加味逍遙丸，都可以當婦科中醫了。這是真話！10 個女人 9 個肝鬱，剩下的一位也在路上了。

逍遙丸比較適合古代的女人，因為她們都沒有社會地位，在家裡沒有說話權，什麼事只能憋在心裡。現在的女人撐起半邊天，忙生活、被逼成女漢子。家裡、工作的瑣碎事情常常讓她發飆，一點就著火。於是，**現代女人肝火旺型的肝鬱占絕大多數，所以比較適合加味逍遙丸。**

3. 提脾陽膏

配方：甜橙、薄荷、廣藿香、芫荽、馬鬱蘭、茴香精油，以濃度 5%，加入中藥浸泡油裡。並混入有機蜂蠟，蘆薈脂裡做成膏狀。

用法：每天 2～3 次，配合薑精油塗抹肚子。

因為 H 小姐肝火旺、肝氣鬱結，所以很容易經常吃壓氣飯。壓氣飯就是吃飯時還一肚子氣，怒氣還頂在心上，卡著下不去。

配方裡的薄荷、甜橙、茴香除了幫助消化，同時也具備理氣通調下氣的作用。廣藿香、芫荽、馬鬱蘭調和肝脾，舒緩肝氣

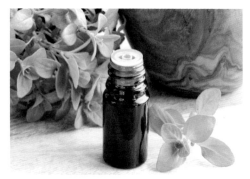

▲馬鬱蘭精油能夠清除心中鬱悶，具有鎮定的功效。

鬱結引起的脹氣。整個配方有調和脾胃，寬胸理氣的功效，針對肝鬱脾虛互困導致的脾失暢運，調節肝脾兩個臟腑的陰陽平衡，疏通全身經絡，流暢氣血。

H 小姐用了不到一週就跟我說：「太神奇了，我現在真的不愛生氣了，感覺整個胸腔非常舒服、明亮，看誰都順眼。同事和老公都說我變了一個人似的，我感覺好像重生一樣。精油真的太神奇了，我已經介紹給每一個發現我變化的人！而且我臉上的斑淡了好多，以前每年都雷射打斑還效果不好。」

一個月過去，H 小姐在產品用完前又配了一套產品，這次配方按照 H 小姐當下的體質稍稍調整了配方。因為脾胃喜燥惡濕，特別將提脾陽膏配方改為：甜橙、黑胡椒、廣霍香、芫荽、茴香、薄荷。現在她肝火旺的情況改善很多，用油和膏的一個月裡，沒有吃壓氣飯的情況。疏肝化結油配方也調整為：羅馬洋甘菊、馬鞭草酮迷迭香、天竺葵、義大利永久花、白玫瑰、義大利橙花。方向主導疏肝、柔肝、養肝。女子以肝為天，肝好氣色才能好。

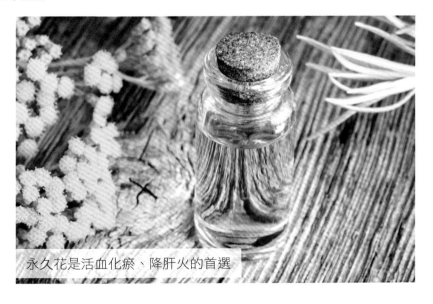

永久花是活血化瘀、降肝火的首選

精油配方

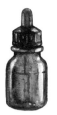

疏肝化結油

白胎菊 8 滴、薄荷 6 滴、天竺葵 5 滴、永久花 5 滴、白玫瑰 4 滴、義大利橙花 3 滴，添加在 30ml 中藥浸泡油或荷荷芭油裡。

使用方式　每天早晚各一次塗抹 5～6 滴油抹在右胸下面肝區，2～3 滴抹在膻中穴上，用手的大魚際往上推撥，以及雙腳大拇指和食指之間的太衝穴，各兩滴往腳趾方向推，直至精油被充分吸收。

提脾陽膏

甜橙 10 滴、薄荷 6 滴、廣藿香 4 滴、芫荽 4 滴、馬鬱蘭 4 滴、茴香 2 滴，加在 20ml 中藥浸泡油裡，並添加有機蜂蠟 10g，蘆薈脂 5.3g，製作成精油膏。

使用方式　抹在肚子（脾胃區）。

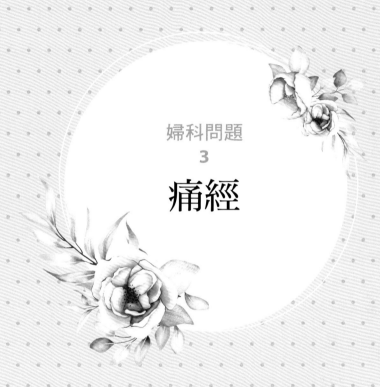

婦科問題
3

痛經

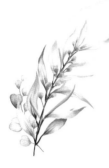

痛經
溫宮化瘀、補氣活血

痛經起因於瘀血內阻

女性正值經期或行經前後，出現週期性小腹疼痛，或痛引腰骶，或劇痛至暈厥者，稱為痛經，是一種常見的婦科病。

有關痛經最早的記載《金匱要略・婦人雜病脈證並治》：「帶下，經水不利，少腹滿痛，經一月再見者，土瓜根散主之」指出**由於瘀血內阻[1] 導致經行不暢，少腹脹痛，週期性出現痛經的特點**，到了宋代《婦科大全良方》認為痛經原因有寒者，有氣鬱者，有血鬱者，有血結者，病因不同，治法各異；其後《傅青主女科》及《醫宗金鑒・婦科心法要訣》對女性月經痛原因又進行補充，包括**肝鬱化火、寒濕、肝腎虧損**，各原因不同治法大不同。

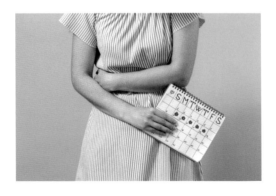

1　瘀血內阻，以疼痛，腫塊，出血，舌紫，脈澀等為主要表現的證候。

　　這些原因裡最常見的還是宮寒，寒氣客居在子宮裡，血液會凝滯成瘀塊（如：肌瘤），還有一個也是很常見的子宮腺肌症，也會引起嚴重的痛經。

　　我經常遇到很多患者，她們都有經痛的問題，有嚴重到一來月經就經痛到抽筋的人，也有肚子痛外加上吐下瀉的人。很多人都是吃止痛藥也搞不定，還要去醫院打點滴，甚至有人痛到要去住院。究其原因，現在的女孩大冬天也穿個露臍裝，還把這個當成時尚潮流，然後拼命減肥不吃飯，每天只吃水果，寒冬 12 月吃冰淇淋，喝冰水。寒涼都是下沉的特性，**寒主收引和凝滯**2，偶爾一次半次問題不大，就是這些日積月累的壞習慣慢慢形成了宮寒，這些女孩有個特點，無論春夏秋冬都是手腳冰涼的，臉色和嘴唇都蒼白；每次月經來大塊大塊的血塊伴隨著月經痛就來了。

　　月經痛是很常見的症狀，常見到很多女孩覺得不是病，每個月痛到死去活來都忍下來，還有的長輩告訴她們等生完孩子就不痛了，那究竟是不是這樣呢？

　　經痛大部分原因是由於宮寒引發，如果體質不改變，生完孩子後該痛的還是會痛，甚至我有很多患者因為宮寒，受精卵沒辦法著床，也就懷不上寶寶。

個案解說

　　Y 太太和女兒一起來，39 歲的 Y 太太說：「醫師，我和我女兒都有月經痛的狀況，每次月經來的當天開始痛，會痛兩天，第一天會拉肚子，噁心、嘔吐大作這種狀況維持一整天，然後第二天肚子還是會痛，每個月月經來 7～8 天，前 3 天必須在家，因為真的很痛很痛。」

2　古代中醫觀察到物質冷縮熱脹，寒冷天氣可令水凝結成冰，於是認為寒主收引，其性凝滯。

　　我問：「Y 太太，如果疼痛分十級，你覺得這個月經痛有幾級呢？」

　　Y 太太很肯定的說：「就是十級。」

　　她說：「最慘的是連我女兒也一樣，疼痛的天數，情況一模一樣，這會不會也是遺傳呢？」

　　父母體質遺傳給孩子這是肯定的，只是症狀會有輕重不同。

　　我瞭解到 Y 太太因為生活比較西化，經常吃水果沙拉就當一頓了，**母女倆舌體胖舌質白，舌苔厚而滑膩，顯示體寒、陽虛、氣虛、脾虛**。Y 太太對於我解析女生平常應該吃溫熱食物，脾胃不好的人最好連水果也不要碰這樣的說法半信半疑，不過估計每次月經都把她痛得死去活來，如果不是痛了十幾年把她痛怕的這個原因，估計她也不會讓我給她調理。按她說法，記得有幾次痛到叫救護車（白車）進醫院；女兒基本上從 13 歲月經來之後，每個月都要請假幾天。

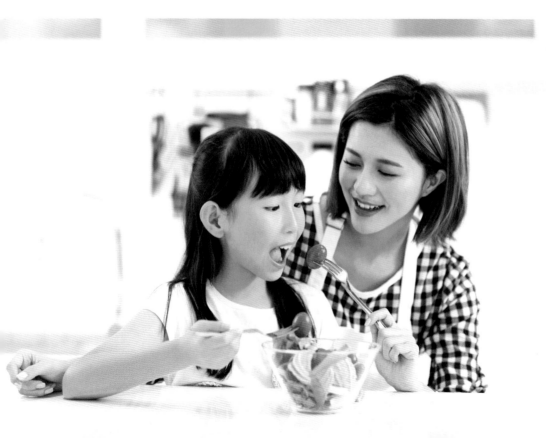

　　我調了一個溫宮提陽油讓她們兩母女倆一起用，另外一週吃一到兩次肉桂黑糖粥。我還教她每年冬天煮一大鍋當歸羊肉湯放在冰箱裡，每天挖一塊羊肉隔水加熱吃。

1. 溫宮提陽油

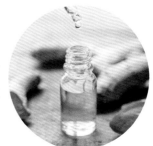

　　配方：CO_2 薑、乳香、沒藥、歐白芷、波旁天竺葵、印度老檀香，精油濃度 6%，基底油要用中藥浸泡油。

　　這個配方裡的 CO_2 薑比例要占一半 3%，它有如中藥裡紫石英的作用，紫石英是礦石之藥，礦物質重能下沉達到溫陽散寒之效，印度老檀香補氣補陽，為行氣推動作用；乳香、沒藥、歐白芷（當歸根）精油，溫通血脈，活血化瘀，溫化及調理子宮環境；搭配使用波旁天竺葵和老檀香有通經行氣的作用。

　　整個配方兼治宮寒痛經，有溫宮化瘀、補氣活血、生新血之效。

　　如果不理宮寒，到了生育年齡會造成不孕不育之症。我有許多患者就是這樣子，結婚幾年了，懷不上，或者懷孕了一兩個月就流產。西醫沒辦法找出原因，然後來我這裡調理，抹著抹著就懷孕生下健康的娃娃。

2. 肉桂黑糖粥

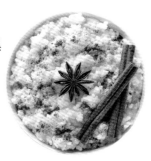

　　做法：白粥一碗，加入肉桂粉 3g，可以用黑糖調味。

　　大概過了十來天，Y 小姐竟然在不知不覺的情況下在學校來月經了，後來聽 Y 太太說，一開始她不相信，就是不相信，感覺是湊巧而已。後來過了幾天她自己也來月經了，就是來之前小腹有點下墜感，除此之外沒有疼痛，讓她不得不相信。

　　Y 太太專門約我出來喝茶把這件事告訴我，她說：「從有記憶以來，月經來沒有一次這麼輕鬆過，之前每次月經來吃止痛藥把胃都吃壞了，因為止痛藥每天只能吃 8 粒，我經常每天吃 12～16 粒也只能止一半的痛。」如果不是她親身經歷怎麼也不相信精油的效果。然後她再給自己和女兒各自配了一個溫宮提陽油，之後 Y 太太陸續給我介紹幾十個朋友來，看的症狀從感冒、鼻炎到不孕都有。

3. 當歸羊肉湯

　　做法：羊肉連皮兩斤，薑一斤，當歸 3～5 兩，黃耆 2 兩，烏棗 10～15 枚，枸杞子 30～40 粒，水 2000ml。煮好後，喝湯吃肉。

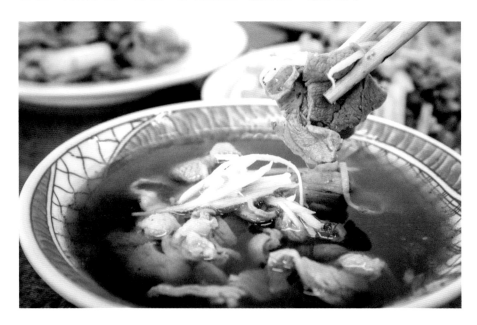

當歸羊肉湯是《傷寒論》裡的經方，有補血、養血、活血、補虛的作用。我把這個原方中加了黃耆，烏棗和枸杞子。羊肉甘溫，幫助產後、病後復原，能夠有效的補血、補虛。產後媽媽坐月子喝當歸羊肉湯能夠滋養體質、強化身體。羊肉還有催乳作用，所以這個湯很適合產後哺乳的媽媽喝。女人冬天經常這麼吃可以延緩更年期。

對一般人來講，冬天吃當歸羊肉湯也有很多好處，羊肉久悶了有益消化、補脾胃、抗寒。當歸配黃耆、烏棗能有效補血與養血。

如果月經來會頭痛的女生還可以加 1 兩的川芎一起煮。

精油配方

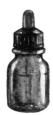

溫宮提陽油

CO_2 薑 8 滴，乳香 6 滴，沒藥 6 滴，歐白芷 4 滴，波旁天竺葵 4 滴，印度老檀香 6 滴，添加到 30ml 中藥浸泡油裡。

使用方式 抹在小腹，以及後腰腎區。

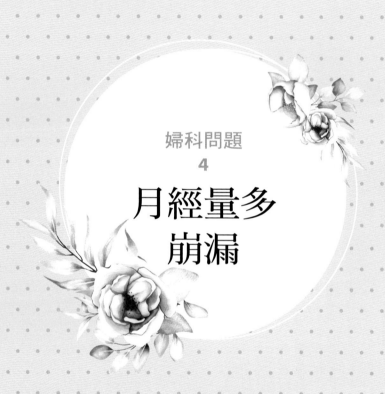

婦科問題
4

月經量多
崩漏

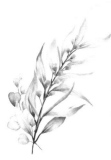

月經量多、崩漏
月經崩漏，提脾陽、補氣血

從中醫看月經崩漏[1]

崩漏是月經週期、月經量發生嚴重的失常，可以發生在任何年齡的女性身上，足以影響生育，危害健康。《景岳全書・婦人規》明確指出：「崩漏不止，經亂之甚者也。」確立了崩漏屬於嚴重的月經問題，並提出崩漏的病因病機「先損脾胃，次及沖任，窮必及腎」。

女性月經出血量大稱為「崩」；淋瀝不止稱為「漏」。如果月經崩漏會造成貧血、婦科發炎感染、不孕、腫瘤。

崩漏是婦科常見問題，《諸病源候論》指出：「傷損經血，衝任之氣虛，故血非時而下，淋瀝不斷，而成漏下。」

從 C 小姐拍來的舌頭來看——**舌體胖大無力，中間凹陷，舌邊有齒痕，舌質淡白夾瘀，舌苔膩**。舌診顯示她的脾氣內陷，虛脾陽，運化無力，氣血大虛，憂思過度，腎虛脾也虛，體寒血瘀。從資料及舌相上分析她月經崩漏的原因跟肝、脾、腎氣虛有關。

脾是後天之本，脾統血，同時也生化氣血，而想太多、有事悶在心裡則傷脾。脾的所有特性都跟血有關，因為脾是人體主要的消化器官，將食物轉化為氣血。

腎是先天之本，《蘭室秘藏・卷中 婦人門》講：「婦人血崩，是腎水

1　崩漏病：指女性出現不規律的陰道出血。

陰虛，不能鎮守包絡相火，故血走而崩也。」

月經分成「崩」和「漏」兩種——「崩」指的是血量大，嘩嘩而來；「漏」指的是滴滴漏漏，淋漓不盡。漏的主要原因跟氣虛有關。

中醫治療月經血崩有三法，塞流（止血）、澄源（辨證論治）、復舊（鞏固根本，培養元神）。急症治其標，緩則治其本。血崩容易帶來氣隨血脫，芳香療法治療的思路也是根據中醫為指導。

個案解說

這個是 4～5 年前做的案例，C 小姐當年 36 歲，身高 160 公分，體重 44.5 公斤（89 斤）。自從生完第二個孩子後，每月月經經量大、時間長；每次來月經都持續 11～16 天，伴隨小腹下墜經痛，月經來時排出許多大塊的血塊。每個月月經來都要看醫生，一開始醫生會給止血藥處方吃，吃了沒效果後就要住院刮子宮。因為這問題已經進醫院刮宮止血很多次。最後由於出血量大，導致嚴重貧血，心理有很大的陰影。

我給 C 小姐三個方案：提脾陽膏、大補元氣油、十全大補湯

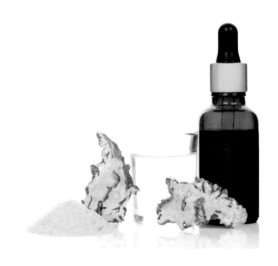

1. 提脾陽膏

成分包含甜橙、歐白芷、當歸、茯苓、白朮、廣藿香，精油濃度 6%，加入理中湯的中藥浸泡油，添加蜂蠟、蘆薈脂，製成提脾陽膏。每天抹四次。

配方中的甜橙、茯苓、白朮、廣藿香主要用來調和脾胃，歐白芷則補脾胃氣血，當歸提升

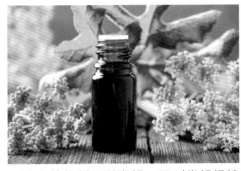

▲歐白芷俗稱西洋當歸，又叫當歸根精油，和中藥當歸同屬不同種。

補血效果，大大提升脾胃運化水穀精微，生化氣血的能力。

2. 大補元氣油

成分包含印度老檀香、歐白芷、藍絲柏、當歸、茉莉、玫瑰，精油濃度 8%，添加在人蔘的中藥浸泡油裡。

每天抹在小腹及後腰腎區，命門穴。

我的調配思路為老檀香為君，歐白芷、藍絲柏為佐，主要大補腎氣腎陽；外加藍絲柏有收斂作用。茉莉、玫瑰精油可修復子宮內膜，當歸精油氣血兼補。

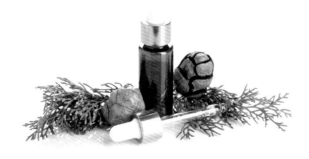

▲藍絲柏精油

使用大概半個月後，C 小姐的月經來了，還是嘩嘩嘩流出大量月經。她拍了一張經血的照片給我看，照片令人怵目驚心，有很大一塊血塊。我想破了腦袋，想好久才逼出配方——**老檀香 5 滴、艾草精油 3 滴，用精油兩小時搓三次尾椎和小腹**。然後將中藥老黨參三支切片熬成濃湯，一天喝兩次。

抹精油的第一天，C 小姐說出血有緩和了一點，這次她決定撐住不去醫院；過了一個晚上，C 小姐又說出血情況好多了。有效就不更改配方，繼續這麼搓油，只是第三天開始，搓油頻率降低為兩小時一次，從第 5 天開始月經量明顯少了，第 9 天月經結束。

月經結束後，繼續塗抹之前給的提脾陽膏和大補元氣油，連續一週喝十全大補湯。

3. 十全大補湯

當歸 6g、生地 8g、黨參 12g、白芍 6g、川芎 6g、茯苓 10 g、白朮 6 g、炙甘草 3 g、黃耆 12g、肉桂 3g、瘦肉 100 g。

十全大補湯是由補血的「四物湯」加上補氣的「四君子湯」，變成氣血雙補的「八珍湯」，再加入黃耆和肉桂。這個方子要注意的是裡面的「熟地」改為「生地」，才不會有熟地的滋膩。C 小姐本身的脾胃陽氣不足，如果用熟地擔心反而把脾胃困住，生地滋陰生血，這方子中黨參，黃耆的量最多，主要能起提氣補脾胃之用。還有一個是肉桂的量不可以多，它雖有補腎陽、大補脾胃的效果，但是畢竟它屬於辛散大熱之品。

中藥和芳療一樣，我們手上有一個方子，然後根據個案的體質調整裡面每一個的比重，可以加減。學中醫、學芳療不應該追求學的量有多少，應該注重頓悟每一個病症，靈活運用每一個配方。你必須要有給你一個槓桿就能撬起地球的能力。

　　第二個月月經來，剛開始量比較多，但是沒有那種來勢洶洶的感覺了，繼續用老檀香和艾草精油，兩小時一次，外加這次的提脾陽養血膏，在提脾陽膏配方裡降低歐白芷和當歸用量。把廣藿香改為黑胡椒和甜橙，精油濃度均為 2%。主要用來提升脾胃陽氣，健運消化功能。月經後也是十全大補湯喝六天。平常的日子裡，每天早上用兩條黨參切片煮水喝，還有配合疏肝理氣油抹右胸下面的肝區、膻中穴、太衝穴，從脾、從腎氣入手，以調理肝氣。

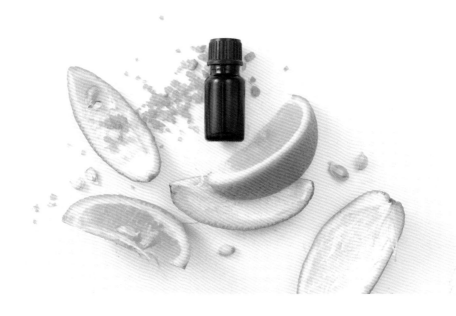

精油配方

提脾陽膏

甜橙 6 滴、歐白芷 4 滴、當歸 4 滴、茯苓 4 滴、白朮 3 滴、廣藿香 3 滴；精油濃度 6%，加入 20ml「理中湯」中藥浸泡油，添加 10g 蜂蠟、5.3g 蘆薈脂，製成精油膏。

使用方式 每天在脾胃區抹 4 次，將精油輕輕按摩直到吸收。

大補元氣油

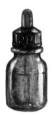

印度老檀香 12 滴、歐白芷 8 滴、藍絲柏 6 滴、當歸 3 滴、茉莉 3 滴、玫瑰 2 滴，精油濃度 8%，加入 20 ml 人蔘中藥浸泡油裡。

使用方式 每天早晚抹在小腹，以及後腰腎區，命門穴，將精油輕輕按摩直到吸收。

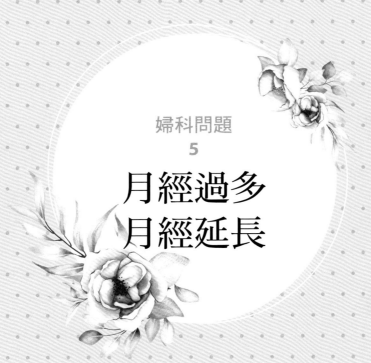

婦科問題
5

月經過多
月經延長

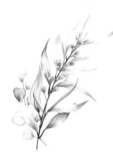

月經過多、月經延長
充足氣血，改善月經問題

　　月經是每一個育齡女性健康的標準，是每位女性最熟悉的朋友，每個月固定時間如期而至，怕她無故缺席，也怕她久久不去，既怕她來得太猛烈，又怕她來得太吝嗇。只有穩定的週期，適當的經量，以及適宜的經期長度，才是女人們喜聞樂見。

　　月經是指有規律的週期性子宮出血，而違反了規律的子宮出血，曾經有一個統一的名稱「功能失調性子宮出血」（簡稱「功血」）。但是，後來臨床發現此病包括「無排卵功血」和「排卵性月經失調」兩類不同機制的出血。因此，於 2014 年由中華醫學會婦產科學分會提議不再使用「功血」這個名稱。但無論現代醫學如何定義此病，在中醫理論中便簡單明瞭的根據其症狀和表現歸納為「月經過多」和「經期延長」兩病。

　　月經過多最早出現在漢代張仲景所著《金匱要略・婦人雜病脈證並治》：「月水來過多。」金代醫家寒涼派的劉河間提出對於月經過多，多數由於血熱。因此，熱性的血流動橫衝直撞，溢出脈外，治法上應該清熱涼血輔以調經養血。

　　元代的滋陰派代表朱丹溪在《丹溪心法》中則認為除了血熱，還有痰多和血虛的病

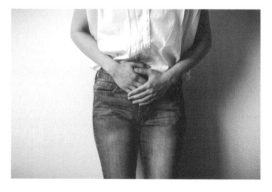

因。痰多導致氣機凝滯，氣滯血瘀，因此血瘀阻滯沖任二脈，導致血不歸經。血虛則更容易理解，由於血量不多，血不能滋養氣，所以氣虛無法攝血，唇亡齒寒。他還認為應該針對不同的病因使用不同的方藥處理。

明代醫術《證治準繩》裡則提出，經水過多的熱，多為虛熱，並非實熱，歸根到底還是以**氣虛不能攝血為核心**。

清代著名的婦科專書《傅青主女科》則認為，血虛不歸經導致月經過多。後來陸續有醫家不斷完善；《婦科玉尺》提出還有一種是由於熱血凝結成塊，因此導致經血有血塊並腹痛，導致血不歸經量多。

總而言之，隨著幾千年的歷代醫家研究，月經過多這個問題大體上被劃分為幾個病因：**氣虛、血熱、血瘀**。但無論是何種原因，其**根本原因還是由於沖任不固[1]，經血失於約束導致**。

> 月經過多＆延長
> 主要病因
> 氣虛、血熱、血瘀

經期延長則和月經過多似乎是相伴而來的「姊妹」症狀，其主要表現是行經時間超過 7 天，甚至會斷斷續續半個月才能流乾淨，但週期又大體正常。**臨床上，經期延長和月經量多常常合併出現**。而此病的病因類似，大體上歸咎於「氣虛、血熱和血瘀」三大方面。通常兩者同時出現卻沒有得到及時的治療，很容易拖延成更麻煩的崩漏病。因此，及時調整氣血是治療此兩類疾病的關鍵！

氣血關係在中醫理論中十分緊密，「**血為氣之母，氣為血之帥**」，中氣是否充足直接影響了血液是否能正常在血管中流動，其中**脾氣**具有統攝血液的作用，它約束血液不會隨意溢出脈外。

氣與血是中醫理論中的基礎概念，它們是身體中的兩大基本物質，其

1　沖任不固：沖任二脈受損，氣血兩虛，固攝失職，經血、帶下或胎元失固的病理變化。

重要程度可見一般。氣和血其實都由人體之精所化，氣屬陽，血屬陰，二者具有互根互用關係，氣是推動血液運行的動力，血則是氣化生基礎和載體。

所以，當氣虛時必然會引起血虛，血虛時也會引起氣虛。為什麼說氣為血之帥呢？

氣是推動各個臟腑機能的動力，因此它也是血液生成的動力，是血液運行的動力，也約束了血液的行徑，就好像一個統帥。而血為氣之母指的是血能濡養氣的沖盛，所謂血充氣旺。血還能載氣，血液是氣的載體，將它按規定送到身體各個角落。

由此可看出，氣血的關係如此緊密，可謂是缺一不可，一衣帶水。因此凡是涉及到氣或血的疾病，一定要注意兼顧彼此，才能相助相長，事半功倍。

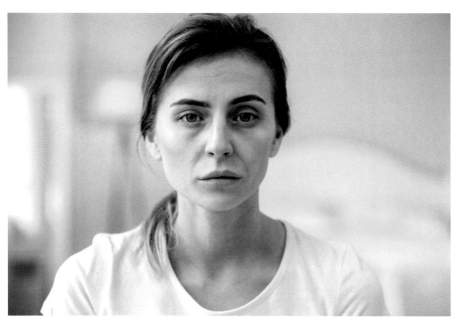

▲氣血虛者，臉色會萎黃、無氣色。

個案解說

　　四年前我的一位 38 歲患者 C 小姐，身高 165cm，體重 60 公斤，育有二個小孩，兒女雙全。從身高體重比例來看似乎還挺標準，但實際上她的身體基礎並不是很健康。

　　她的工作是協助老公管理工廠，公婆倆白手起家，從打工仔到有自己家的工廠，當中的難處只有當事人才會知道！除了勞累的工作以外還要兼顧家庭老小，因此長年累月的操勞加上不得當的保養，她的身體越來越弱。

　　最明顯的就是每月月經，一來就是 15-21 天不等，不僅月經量大，還常常夾雜血塊，多次去醫院就診，醫院給予的方式也正是刮宮和打止血針對症處理，並不能從根源上解決問題。刮宮術確實可以迅速止血，適用於大量出血且藥物無效的患者，也就是說這位女士月經血量過多的問題已無法僅僅用藥物控制。而且隨著年紀一天天變老，人也就越來越虛弱，漸漸出現慢性貧血的情況，經常頭暈眼花，手腳發軟。

　　找到我看診時我發現她**臉色萎黃**，暗沉的皮膚**毫無氣色**可言，伸出**舌頭舌體虛而胖大，邊緣有齒痕紋，舌苔厚膩濕滑**。脾統血，氣攝血，這舌頭非常明顯的脾氣雙虛，必須從補氣實脾入手。

　　C 小姐有氣無力的說：「香香呀，我這身體太麻煩了，非常虛還不能補，一補就上火，這幾年我看很多醫生都沒有效，每個月上醫院這麼折騰，很多時候我還想直接把子宮切掉算了，才不會這麼慘！」C 小姐是我第二個聽到說想把子宮切掉的案例，反而我做更多的是希望月經無限期延長的個案。因為大家都知道，女人更年期來了，月經沒有了，就無法分泌荷爾蒙的雌激素，這樣女人就跟美麗絕交了。

　　C 小姐這情況必須先從脾胃入手，我們現代人絕大部分飲食思維都錯誤了！一般人覺得多吃肉，多吃水果，每天喝一杯牛奶，對身體很好。他們忽略了這些東西的特性剛好跟脾胃需要的相反。

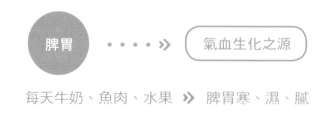

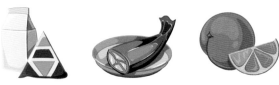

　　我們現在每天困在密閉空間裡開著冷氣，寒氣把我們身體包裹著，然後大部分從冰箱裡拿出每天吃的東西，這些對脾胃是無形的傷害，每天一點點，滴水穿石。而且牛奶性質濕膩，非常陰寒，水果大部分都是涼性。其實我們脾胃真的禁不住這些傷害。C 小姐聽我說著忍不住點頭表示認同，我知道她聽進去了，有思考我這些話了。

　　健脾實脾方案，必須先給脾胃裡的水濕挖一條坑導走，脾的特性喜燥惡濕，被水濕困住脾根本上就運作不起來。我們人體所需的氣血營養物質全部都得靠脾胃生化，脾氣功能壞了，吃什麼都白搭。

　　所以，C 小姐第一個提脾陽膏側重於「**去濕化膩**」。

　　同一時間，**溫宮補氣**，子宮需要溫暖，氣血流暢內膜才會正常生長。

精油配方：提脾陽膏

　　茯苓、粉紅胡椒、薑、馬鞭草酮迷迭香、豆蔻、萊姆，加入中藥浸泡油裡，以精油濃度 8%，製作成精油膏。

　　精油特性芳香化濁，芳香祛濕；配方裡粉紅胡椒的胡椒酮和馬鞭草酮

迷迭香的馬鞭草酮都具有非常好的去汙化濁作用，配合薑精油溫中祛寒解毒。薑和茯苓提陽燥濕最好了，再配個萊姆、豆蔻澄清脾胃。黑胡椒和豆蔻精油，均是溫補脾胃陽氣，改善脾胃濕的情況。只有脾胃的濕、汙、寒、膩排除掉，脾胃的功能才能恢復。

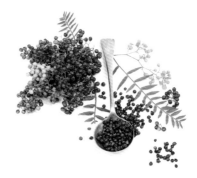

精油配方：溫宮補氣油

肉桂皮、薑、老檀香、茉莉、桂花、三七，將精油加入在中藥浸泡油裡，以精油濃度 5%，製作成複方精油。

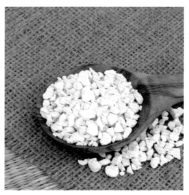

以上配方主要作用是通過**澄源溫化**來改善體質，配合飲食及足夠休息，C 小姐第二、三個月已很明顯減少月經量，而且生理期天數變成 9～10 天；第五個月，月經天數縮短為 6 天，而且量也正常了。

之後**提脾陽膏**改為：肉桂皮，黑胡椒，白朮，茯苓等。配方主要能提脾陽，滋補脾胃，健脾化濕。**溫宮補氣油**改為**氣血雙補油**，畢竟女人氣血好氣色才會好，

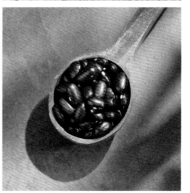

一般我都建議年紀開始大了或氣血不足的患者用氣血雙補油，配方裡主要成分有印度老檀香及新疆墨紅玫瑰，可以讓女人年輕 15 歲。

中藥湯方

平常用黃耆、茯苓、赤小豆（Vigna umbellata），水煎後服用，每天喝一碗，健脾化濕，

月經期間，改成每天兩支黨參切片水，煮成濃稠狀，喝湯吃渣。

黨參是最好的補脾益氣的中藥材，對於任何人身體都有助益。小時候我奶奶長年生病，經常用各種中藥材煲湯喝，所以在我懂事開始我就認識各種中藥材的功效。

個案回饋

C 小姐在持續使用了我的訂製方案後，首先明顯感覺到氣色紅潤了起來，也比之前更加有精力，不容易有疲勞感了，直到現在 C 小姐成了我鐵粉中的鐵粉，無論親戚朋友有什麼事情都推薦朋友來找我。

精油配方

提脾陽膏 1

茯苓 9 滴、粉紅胡椒 6 滴、薑 5 滴、馬鞭草酮迷迭香 4 滴、豆蔻 4 滴、萊姆 4 滴，加入 20ml 中藥浸泡油裡，並添加 10g 有機蜂蠟和 5.3g 蘆薈脂，製作成精油膏。

使用方式　每天在脾胃區抹 2～3 次，將精油輕輕按摩直到吸收。

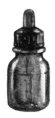

溫宮補氣油

肉桂皮 6 滴、薑 6 滴、老檀香 6 滴、茉莉 3 滴、桂花 3 滴、三七 6 滴，將精油加入在中藥浸泡油 30ml 裡，然後製作成複方精油。

使用方式　每天早晚抹在小腹，以及後腰腎區，命門穴，將精油輕輕按摩直到吸收。

提脾陽膏 2

肉桂皮 4 滴、黑胡椒 6 滴、白朮 6 滴、茯苓 8 滴，加入 30 ml 中藥浸泡油，並添加 15g 有機蜂蠟和 8g 蘆薈脂，製作成精油膏。

使用方式　每天在脾胃區抹 2～3 次，將精油輕輕按摩直到吸收。

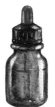

氣血雙補油

印度老檀香 6 滴、新疆墨紅玫瑰 6 滴、地黃 8 滴、當歸 6 滴、川芎 5 滴、歐白芷 5 滴，加入 30ml 中藥浸泡油，然後製作成複方精油。

使用方式　每天早晚抹在小腹，以及後腰腎區，命門穴，將精油輕輕按摩直到吸收。

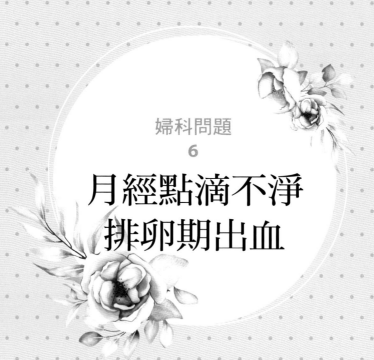

婦科問題
6

月經點滴不淨
排卵期出血

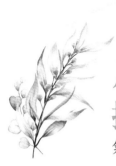

月經點滴不淨、
排卵期出血
氣血虛，月經就會拖拉不止

很多女性都有月經延長、出血量大等問題，然後導致手腳冰冷，更甚者有排卵期出血，這狀況如果不重視及時改善，輕則會臉色黃、暗沉、長斑，長久下去每次月經出血過度有可能造成貧血，或卵巢早衰，或更年期提前。

一旦氣血虛就導致氣不攝血，所以月經會拖拖拉拉、淋漓不止。我們可以通過堅實脾胃，生化氣血及統血功能，溫宮補氣，利用氣的收攝作用調節月經天數及出血量，由脾胃消化吸收水穀精微生化成氣血。如果脾胃不好外加上每月大出血，女人的手腳又怎麼會暖呢？

個案解說

2018 年 11 月 1 日，小玟跟我說：「香香，我 35 歲了，有一個女兒 8歲，打算要懷二胎 3～4 年了，但是一直沒懷上。這幾年覺得要補好身子，補品沒少吃。但就是感覺沒補到，這是怎麼回事呢？」

小玟的月經週期固定 26～28 天，第一至第三天的月經量正常，第四天開始量就很少了，然後一直拖拖拉拉 8～9 天才結束。然後月經結束乾淨後一兩天會有淡淡的紅色分泌物，偶爾到了排卵期又會出血 2～3 天。

給小玟舌診後，發覺她的**舌頭顏色淡，沒有舌苔，肥大邊上有重重牙**

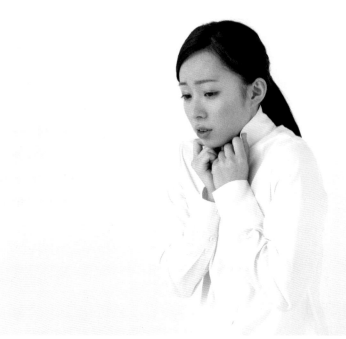

▲氣血虛會讓手腳冰冷

齒印（舌邊呈波浪狀），顯示小玟氣血虛、脾胃功能差、肝氣鬱結；氣血虛就導致氣不攝血，所以月經會拖拖拉拉、淋漓不停。

　　脾胃是氣血生化之源，也是後天之本。脾胃不好的人大多數都是痰濕體質，而且脾胃不好也會影響了腎功能下降。這症狀要從脾胃，補腎氣同時入手。脾胃功能不好的人應該整頓好脾胃才能進行滋補！不然吃進阿膠類的滋補品，不但沒有補到，反而會把脾胃困死，得不償失呀。

　　腎和脾一個是先天之本，一個是後天之本，它們對於女性月經起到至關重要的作用。女人從 14 歲月經來了，此時腎氣充沛，從生殖年齡到更年期這段歲月，就是腎氣從充盈走到衰弱的過程。最明顯的表現，腎氣最充足的時期就是青春期，女人也最美麗最有活力。我們不能夠長生不老，但是我們可以使用精油配合平日飲食使得自己延緩衰老，讓更年期延後到來。

　　後天的脾胃主要幫助我們消化、吸收、轉化。轉化的意思是，把食物（水穀精微）變成我們身體所需要的氣血。很多人就是不重視這一點，總是亂吃，年紀輕輕就把脾胃搞壞了，脾胃壞了，氣血肯定就不好，月經又怎麼可能好呢？

　　我給小玫兩個方案：提脾陽膏、溫宮補氣油，以及推薦兩種中藥湯方。

1. 提脾陽膏

　　成分包含肉桂皮、茯苓、白朮、黑胡椒、甜橙、歐白芷精油，以精油濃度 3%，製成精油膏，每天塗抹肚子 2 次。

　　肉桂皮辛熱大補脾胃陽氣，黑胡椒、甜橙、歐白芷配合除濕燥脾，提升脾胃運化能力，幫助氣血生化，以後天補先天，歐白芷只需要一點點就好了，在這個配方中它幫助消化，消除脹氣，鞏固脾胃元氣，和肉桂皮一起是脾胃的大補劑。因為小玫的舌頭沒有舌苔，顯示它脾胃消化不好、運化能力不足，所以配方主訴提升消化及運化氣血的功能。

2. 溫宮補氣油

　　成分包含 CO_2 薑、印度老檀香、杜仲、當歸、續斷、奧圖玫瑰精油，以精油濃度 5%，調成複方油。每天早晚用 8～10 滴溫宮補氣油塗抹小腹、後腰尾椎、命門穴，以及八髎穴，輕輕揉至吸收後，稍稍用力搓至皮膚微微發熱。小腹是任脈的起點，八髎穴是督脈的起點，塗抹在這些部位有助於氣血的推動。

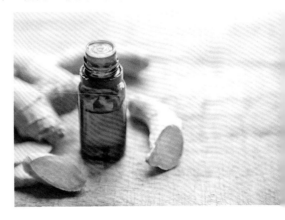

　　配方裡必須要用**超臨界 CO_2 萃取的**

薑精油，不能用蒸餾萃取的薑精油。CO_2薑精油的力度跟中藥附子一樣秉性純陽，有助於散宮腔陰寒，補命門之火，大補腎陽之火。與配方中的奧圖玫瑰「一陽一陰」相互推動，陰陽交匯。

印度老檀香越老越好，集天地之靈氣猶如深山老人蔘一樣補氣的力度強勁，在男性、女性生殖系統及氣不行血的問題上必須用老檀香精油才夠力。老檀香、杜仲與續斷兼合補腎力度更好。當歸、玫瑰都是用來補陰補血，必須要有氣的推動，在老檀香的推動下生血、行血、活血效果會更好。人活於世不外乎氣和血，氣要能推動和收攝血。

使用精油兩個月後，2月18日，小玟分享說：「月經由拖拖拉拉的十天變成5天就乾淨了，月經量也少了。」再過了一個月後，小玟懷上了第二胎，預產期十二月。後來，小玟生完第二胎後，在月子中心請我調製「氣血雙補油」調理身體，以及為初生的寶寶用「提脾陽膏」降低寶寶的脹氣情況。

子宮是女人的標誌。最重要的是，子宮溫暖就會腎陽充足，溫煦的子宮自然氣血好，機能也好，月經就會規律，順暢。宮寒則血液循環差，行血緩慢的話，血凝於宮腔，久而久之會形成瘀血，子宮肌瘤就這樣子來的。

除此之外，平日可以煮黨參烏棗桂圓茶來喝，黨參有益脾補氣的作用；每次月經後，連續五天煮烏雞腿八珍湯，一天吃一帖，喝湯吃肉。八珍湯是婦科常用名方，它還可以拆分成四君子湯和四物湯兩個方子，主要用於脾胃差氣血兩虛，月經不調等症狀。

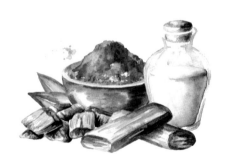

🌢 黨參烏棗桂圓茶

黨參 20 克、烏棗 2 枚、桂
圓肉 6～8 粒

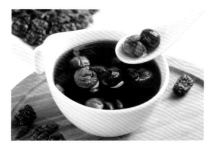

做法

黨參切成斜片，所有材料放
入後加一碗半水，水燒開後
轉文火再煮 10 分鐘，慢慢悶
半小時，吃渣喝湯。

🌢 八珍湯

黨參 9 克、白朮 9 克、茯苓
9 克、當歸 9 克、川芎 9 克、芍
藥 9 克、熟地 9 克、炙甘草 5
克、生薑 3 片、大棗 5 枚，兩支
烏雞腿。（以上為兩人份）

做法

兩支烏雞腿或 80 克瘦肉，材
料全部放入煲裡加入 3 碗水
一起煲，水燒開後轉文火，
煮到剩一碗湯汁的量，倒出
藥湯後再加入一碗半溫開
水，然後繼續煲，等到收乾
至一碗量時取出藥汁。兩次
藥汁混合在一起，再分兩次
趁溫的時候喝。建議每個月
月經後吃五帖。

精油配方

提脾陽膏

肉桂皮 5 滴、茯苓 5 滴、白朮 5 滴、黑胡椒 5 滴、甜橙 3 滴、 歐白芷 2 滴，加在 20ml 的中藥浸泡油裡，並添加有機蜂蠟 10g，蘆薈脂 5.3g，製作成精油膏。

使用方式 每天塗抹肚子兩次。

溫宮補氣油

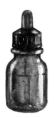

CO_2 薑 9 滴、印度老檀香 9 滴、杜仲 6 滴、當歸 6 滴、續斷 4 滴、奧圖玫瑰 4 滴，加入 30ml 的中藥浸泡油裡，製作成按摩油。

使用方式 每天早晚取 8～10 滴塗抹小腹、後腰尾椎、命門穴，以及八髎穴，輕輕揉至吸收後，稍稍用力搓至皮膚微微發熱。

婦科問題
7

慢性盆腔炎
①

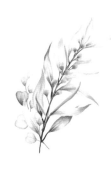

慢性盆腔炎

去寒化濕，根治盆腔發炎

　　盆腔炎是女性生殖器官常見的感染性疾病，主要是由於內生殖器及周圍組織發生炎症。臨床上分為急性盆腔炎和慢性盆腔炎——急性盆腔炎可能引起彌慢性腹膜炎、敗血症、休克等急重症，危急生命安全。但若急性盆腔炎未治療痊癒，則會轉為慢性盆腔炎，並纏綿不癒，極易復發，處理不徹底將嚴重影響婦女生殖健康。

　　盆腔炎的症狀主要是下腹痛和陰道分泌物增多。在不同人身上所表現的疼痛程度有很大的差異——輕者可能是無症狀或非常輕微的疼痛；嚴重者則會持續疼痛，尤其在活動或房事後加重，甚至出現高熱、寒顫、頭痛

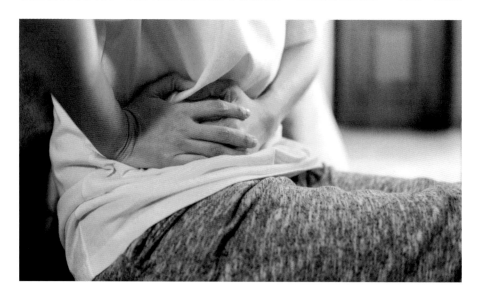

等嚴重的全身症狀。除了痛起來很難受，慢性盆腔炎遲遲不癒會導致月經週期紊亂，還可能引起不孕症、子宮外孕、慢性盆腔痛等後遺症。

現代醫學認為盆腔炎主要由於病原體感染引起，大多數是混合感染。如選擇抗生素治療，可能需要同時口服多種針對不同病原體的藥物。抗生素用量之大可想而知。而當抗生素控制不滿意，出現膿腫情況，還必須選擇手術治療。除了抗生素和手術干預，西醫似乎沒有其他更溫和有效的方式提供給患者，這給厭惡抗生素副作用及不良反應、不想冒手術風險的患者們帶來困擾。

從中醫角度看盆腔炎

中醫古籍中沒有專屬盆腔炎的病名，而是根據其症狀分散在「熱入血室」、「帶下病」、「經病疼痛」、「婦人腹痛」、「癥瘕」、「不孕」等病證中。

中醫認為導致慢性盆腔炎的病因病機有很多，例如：月經期結束或生產後，子宮胞門沒有完全闔閉，加上此時正氣較弱，容易被風寒濕熱等邪氣，甚至毒蟲之邪氣乘虛而入，邪氣與沖任氣血搏鬥交結，最終鬱結體內，反復如此，容易耗氣傷陰，虛實夾雜，十分難根治。

如果患者恰好平時肝氣鬱結，情緒不穩，則身體中的氣運行不調暢，很容易氣滯血瘀，導致沖任、胞宮的脈絡不通；如果患者平素陽虛體寒，怕冷怕凍，那麼身體下焦一定失於溫煦，水濕不化，寒濕內結於沖任胞宮；又或者患者平時氣虛血虛嚴重，本身無力抗邪，不斷消耗正氣，最終氣虛血瘀停留在沖任胞宮。

由此分析，中醫通常把慢性盆腔炎分為**濕熱瘀結、氣滯血瘀、寒濕凝滯、氣虛血瘀**等證型，辨證論治。每個證型都有各自的症狀特徵：

1. **濕熱瘀結證**

主要表現為下腹隱痛，帶下量多色黃，質黏稠，口乾不想飲水，舌紅

苔黃膩，脈弦數滑數。

2. 氣滯血瘀證

主要表現為小腹刺痛或脹痛，平素月經有血塊，平時情緒抑鬱，乳房脹痛，舌體紫暗，有瘀斑，脈弦澀。

3. 寒濕凝滯證

主要表現為小腹冷痛，平素經血少，顏色暗，容易疲勞，小便清長，舌暗紅，苔白膩，脈沉遲。

4. 氣虛血瘀證

主要表現為下腹痛且有包塊，月經出現血塊，精神不振，食欲不佳，舌質暗紅，有瘀點，苔白，脈弦澀無力等。

根據不同症狀表現，不難對號入座找到對應的證型。

個案解說

W 小姐是在西元 2016 年 3 月來找我，當時我在給學生上國際芳療雙證照班的課程，當時情況記得很清楚。W 小姐說：「我是慢性盆腔炎，好幾年了，從大學四年級以來越來越嚴重，經常半夜裡疼醒了，就抱著腿坐在床上小聲的哭泣。這些年來，中西醫都看遍了，效果不太好。我結婚已經 3 年了，懷不上孩子，因為這個病，我辭職待在家調養身體等生寶寶。我婆婆已經放話，明年內生不出孩子就讓兒子離婚。」

聽了 W 小姐的話，我很震撼，同時也非常心疼她。

我看她的舌相，白色厚膩的舌苔蓋住了整個舌頭，下面透出暗紫，脾陽、腎陽都很差，屬於寒濕凝滯證的慢性骨盆腔炎。還有舌邊軟趴趴，肝

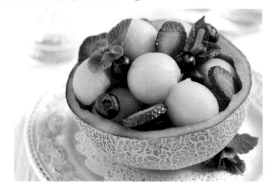

鬱憂思也很嚴重。中醫芳療算是一門很偏的療法吧，大多數患者都是多處治療無效才找到我。經過多年醫治，患者的壓力基本上不是三言兩語能夠描述清楚。

曾經也做過幾個為了保持苗條身材的患者，曾採用了不科學的水果減肥方法，最後導致營養不良閉經。這種方法曾在網路上風靡一時，但殊不知，如此偏激的方法除了減肥效果不佳，容易反彈之外，還會導致營養不良，損傷脾胃功能的惡果。雖然說大部分水果是食物，性質平和，但總體來講，除了部分溫性水果以外，大部分水果還是偏寒涼性。

W 小姐還說，大學期間為了減肥，長期只吃水果當正餐，不吃一粒飯，然後因為長暗瘡，聽信別人說是上火導致暗瘡，所以又長期吃三黃片去火。

三黃片主要成分為：大黃、黃連、黃芩等性味大苦、大寒的藥物。中醫認為，苦寒之品最傷脾胃。寒主收引，寒性下沉，被封存在腎裡，後果非常嚴重。如果在月經期間，這些寒凝滯在子宮裡慢慢就成了肌瘤了。如此胡亂「愛美」，著實讓身體吃不消。就這樣長期吃下來 W 小姐脾胃寒氣

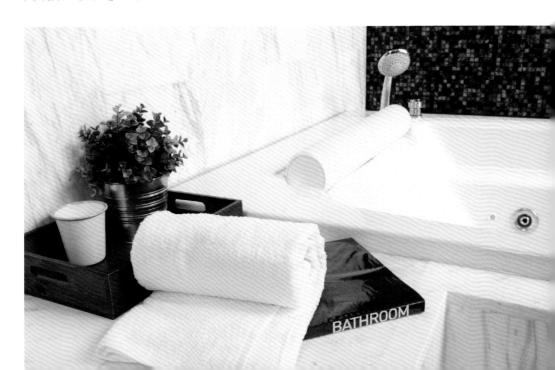

逼人，年紀輕輕脾胃功能就十分脆弱。

　　在中醫上，脾臟被認為是後天之本，我們日常攝入的水穀通過胃受納轉化成精微營養物質，並通過脾臟輸布全身，為全身細胞帶去能量與動力，讓身體各項機能正常運轉。如果脾胃功能長期虛弱，那麼無法提供源源不絕的「燃料」，久而久之正氣日漸薄弱，這時如果恰好遇襲邪氣，將會被病邪乘虛而入導致發病。正因如此，後來免疫力不足的她偶然患上盆腔炎，並拖延成慢性疾患，常年腹痛反復發作，求助於中西醫均無理想的療效，無法徹底根治。

　　W 小姐身體陽虛體寒，加上脾胃之氣受損，整體下焦失於溫煦，體內水濕不化，寒濕熱互結，再與胞宮內餘血濁液相結，凝結淤滯於局部，因此遷延不癒。所以，若只著眼於局部症狀無法獲得良效。

　　我的治法打算分三步走：

1. 溫宮提陽油

　　成分包含：CO_2 薑、印度老檀香、杜松、黑胡椒、馬鞭草酮迷迭香、永久花。配方主要達到溫暖宮腔化濁排液的作用，CO_2 薑、印度老檀香可以溫煦腎陽，讓陽光照進來，低窪地區的水液就可以被蒸發，也是從根源上提高其免疫力。

2. 炎症三件組

　　局部則根據 W 小姐的情況調配了消炎的三種精油複方：

(1) 茶樹、薰衣草精油

　　用法：平時取各 2 滴，抹在內褲上。手洗內褲時，最後一步驟，將內褲浸泡在滴了茶樹精油的水裡，然後扭乾直接曬衣。

(2) 坐浴消炎油

　　用法：用茶樹、金銀花、佛手柑、羅馬洋甘菊、魚腥草做成複方純

油，每天每次 6～9 滴滴在半湯勺鹽巴裡，加入用茯苓皮、白鮮皮、野菊花等中藥材煮成的湯藥，煮滾後攤涼到大約 45 度左右，每次坐浴 15 至 20 分鐘，水涼了就不能再坐了。

(3) OB 消炎油

OB 消炎油主要成分有德國洋甘菊、魚腥草、藍絲柏、茶樹、杜松、高山薰衣草、藍艾菊，以及葡萄籽油。

用法：主要借助棉條吸飽消炎精油，從陰道塞入棉條，把消炎效果從陰道擴散到腹腔。因為精油分子微細，只要有脂類的東西依附到就能擴散出去。

配方搭配茶樹有強大的消炎效果，加入藍絲柏會有收斂水液作用，同時緩和茶樹的強度。因為陰道裡面的是黏膜組織，非常嬌嫩。茶樹很容易灼傷這些細嫩的黏膜組織，所以作為一個醫者我們要在做每一個案例時候先做評估，這個配方效果如何，會不會配方太強出現副作用。而高山薰衣草含高比例的乙酸沉香酯和沉香醇，能夠強化黏膜組織的修復能力。

3. 提脾陽膏

W 小姐的提脾陽膏我用了兩個方子，第一個主要驅寒化濁；第二個主要溫補脾陽。

脾胃位於人體的中央，所以叫中土，病從口入。脾胃寒涼就會要耗取腎陽來溫化，因為脾陽耗盡後要耗取腎陽來溫煦脾胃。另外，脾為後天之本，腎為先天之本。腎虛的人經常拉肚子，五穀不化。

(1) **提脾陽膏 1**：黑胡椒、杜松、茯苓、半夏、佛手柑、甜橙，添加在中藥浸泡油裡，製作成精油膏。這個配方主要針對去濕化膩，導膩消滯。

(2) **提脾陽膏 2**：人參、白朮、黑胡椒、豆蔻、茯苓、肉桂皮、甜橙，添加在中藥浸泡油裡，製作成精油膏。這個配方主要溫陽化濕，健脾益氣提升脾胃轉化運化能力。

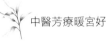

用法：每天 3 次，順時針塗抹肚子。

另外，讓患者平時每週煲土茯苓一斤，生地 50 克，薏仁 50 克，和瘦肉一起熬湯。土茯苓清熱、化濕、解毒的作用非常好。古代用土茯苓來治療梅毒，但是量要大功效才好。薏仁去濕消癰，生地涼血生化新血。

不難看出，不論是用油還是用藥，我的治療思路主要以溫腎健脾、解毒化熱，配合局部消炎，標本兼顧，並且長期加減調理。

經過約 9 個月的治療，W 小姐的月經逐步規律，也明顯減輕慢性盆腔炎的症狀，很少復發，並於 2017 年 3 月成功懷孕。W 小姐在我的指導下也正確認識到飲食合理、正常作息的養生之道。她目前是一位健康且幸福滿滿的媽媽了。

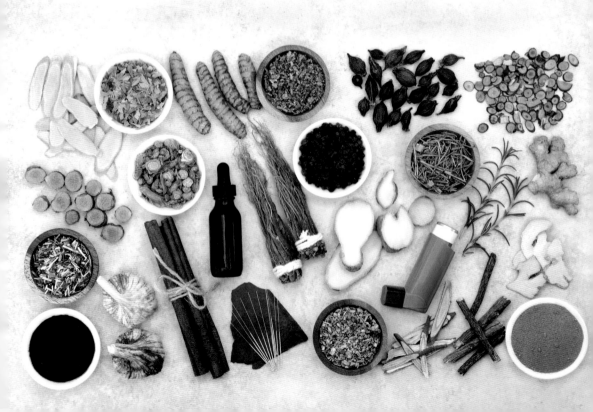

精油配方

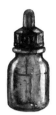

溫宮提陽油

CO_2 薑 8 滴、印度老檀香 8 滴、杜松 5 滴、黑胡椒 4
滴、義大利永久花 3 滴、川芎 3 滴，加入 30ml 中藥浸
泡油裡。

使用方式 每天早晚各 1 次，每次 10 滴，抹在小腹、後腰腎區。

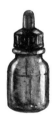

OB 消炎油

德國洋甘菊 20 滴、魚腥草 10 滴、藍絲柏 10 滴、茶樹
10 滴、藍艾菊 5 滴、高山薰衣草 5 滴，加入 50ml 的葡
萄籽油裡。

使用方式 用強生這種小號 OB 棉條吸飽 5ml 的 OB 消炎油，然後塞入陰道中。一天換 3 次，持續三天。

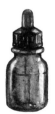

坐浴消炎油

茶樹 25 滴、金銀花 20 滴、佛手柑 20 滴、羅馬洋甘菊
20 滴、魚腥草 15 滴，做成複方純精油。

使用方式 每次 6～9 滴滴在半湯勺鹽巴裡，添加在茯苓皮、白鮮皮、野菊花等中藥材煮成的湯藥，煮滾後攤涼到大約 45 度左右，每次坐浴 15 至30 分鐘，水涼了就不能再坐了。

提脾陽膏 1

黑胡椒 6 滴、杜松 4 滴、茯苓 4 滴、半夏 2 滴、佛手柑 2 滴、甜橙 2 滴，加入 30ml 中藥浸泡油裡，添加 15g 有機原蜂蠟、8g 蘆薈脂，製作成精油膏。

使用方式　　每次 3 次，順時針抹在肚子上。

提脾陽膏 2

人參 5 滴、白朮 4 滴、黑胡椒 3 滴、豆蔻 2 滴、茯苓 2 滴、肉桂皮 2 滴、甜橙 2 滴，加入 30ml 中藥浸泡油裡，添加 15g 有機原蜂蠟、8g 蘆薈脂，製作成精油膏。

使用方式　　每次 3 次，順時針抹在肚子上。

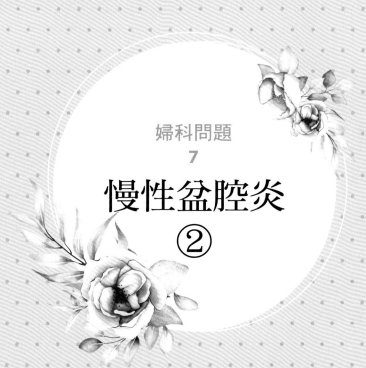

婦科問題
7

慢性盆腔炎
②

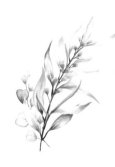

慢性盆腔炎

溫宮補氣，根治盆腔發炎

　　慢性盆腔炎是婦科常見病之一，多是由於急性盆腔炎治療不徹底或體質較弱，病程拖延所致。多為混合感染，外加炎症滲出物，形成的不正常結締組織分布及沾黏。中醫認為慢性盆腔炎病因主要為外感濕熱邪毒，邪毒客於胞宮或阻於胞脈，影響沖任氣血運行，氣滯血瘀所造成。

個案解說

　　L 小姐 37 歲，一個女兒 13 歲，L 小姐的慢性盆腔炎已經差不多 12 年了，她原來在外貿公司當行政人員，工作算比較清閒。由於慢性盆腔炎經常發作，從小腹疼到後腰尾椎骨，酸入骨且痛到鑽心，導致最後不得不辭職回家養病，這十幾年來北京、上海的大醫院看很多次，就是一直不能痊癒，反復發作對生活很困擾，因為發作越來越頻繁，越來越疼，並且影響

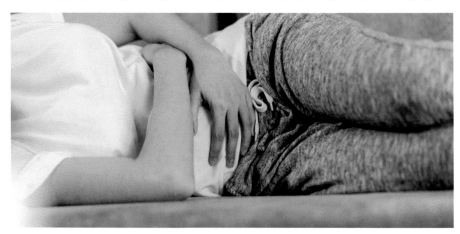

了夫妻生活，已經離婚 4 年了。L 小姐說：「如果不是女兒才 13 歲，我肯定已經跳樓。」L 小姐的月經週期 22～34 天不等，來月經會痛，而且有血塊，分泌物較多，黃綠色、有異味。

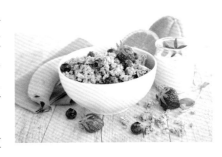

我詢問了 L 小姐的生活習慣，她家裡很少開火，平常就三餐吃外賣。早餐就喝牛奶配麥片或吃麵包解決一餐。牛奶經常直接從冰箱拿出來就喝了，然後她還很喜歡吃火鍋，酸辣的東西。

我看她的舌相，舌苔慘白厚膩，舌質肥胖，舌邊齒印已經成麻花樣了，明顯是脾腎陽虛、水濕不化、氣滯血瘀的狀態。

根據她的飲食習慣，我對她的盆腔炎原因已經了然於心了。牛奶本來就是陰寒之物。招惹痰濕，百病生於寒，她還經常從冰箱拿出來直接就喝了。脾陽就每天一點一點消耗掉了，脾胃消化水穀食物也要耗取陽氣，脾胃的陽氣被耗盡後，就靠腎陽頂著了。然後她還經常吃火鍋，辛辣刺激的食物，寒包熱醞釀成濕熱。我要求 L 小姐要修正飲食習慣，必須吃清淡食物。戒掉牛奶、水果。不吃消耗陽氣的涼寒性水果，不吃陰寒惹痰的牛奶，忌牛羊燒鵝燒鴨等發物。

L 小姐由她閨蜜介紹來，她回答完我的提問後，直接等我出方案，L 小姐病程日久，脾腎陽氣不足。我給四個方案：溫宮補氣油，提脾陽膏，炎症三件組，疏肝化結油。

1. 溫宮補氣油

成分包含桂枝 、CO₂ 薑、川芎、

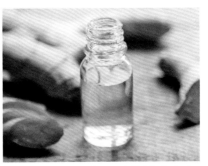

▲超臨界 CO_2 萃取的薑精油含有更多薑辣醇和生薑酚。

印度老檀香、當歸、歐白芷精油，加入
中藥浸泡油裡。

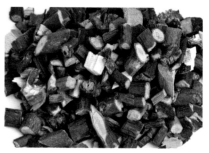

▲桂枝

用法：每天 2～3 次，一次 10 滴，
抹小腹、後腰腎區。

方子主要針對下焦寒凝氣滯，淤結
於腹，能補氣溫經、祛寒除濕，有活血
化瘀的功效。中藥的桂枝味辛而發散，
入肺、心、膀胱經，有發汗解肌，溫通經脈，助陽化氣的作用。

桂枝精油從肉桂的枝椏蒸餾出來，枝葉更具有辛散之力，能氣化行
水。桂枝性屬陽，是熱性的精油，溫陽發散功效更好，配合老檀香提升了
身體氣化能力。川芎活血止痛，CO_2 薑更加強了它的燥濕作用，強化 CO_2
薑溫煦散寒的功能，兩者配合能促進血液迴圈，振奮血脈，通過這關係促
動停滯的水液運行，提高血液循環的速度打通脈絡瘀滯。當歸活血化瘀行
滯，陽來濕自散，氣行血行癥瘕自然消，歐白芷特性走而不留，在腹腔盆
腔的作用很好，整個配方共奏溫化宮腔，升陽化濕瘀，扶正祛邪的作用。

2. 提脾陽膏＋薑精油

成分包含黑胡椒、薑、茯苓、白朮、茴香、甜橙，以 5%精油濃度，
加入中藥五皮飲加減方的浸泡油裡，製作成精油膏。

用法：每次挖黃豆大的提脾陽膏，並混合 4～5 滴薑精油，一起順時針
揉肚子，雙手大拇指單方向往外刮，瀉走脾胃的濕膩，讓身體恢復升清降
濁的功能。

L 小姐的提脾陽膏配方根據脾胃功能的恢復，再改變配方。

脾胃後天之本，氣血生化之源，水液分化之官。盆腔炎、盆腔積液、
陰道炎等這些症狀很大原因是脾虛生濕，濕聚成痰，寒濕累積在腔內的結
果。所以無論任何人，脾胃功能差肯定免疫力很差。

3. 炎症三件組

(1) **茶樹、薰衣草精油**

用法：平時取各 2 滴，抹在內褲上。手洗內褲時，最後一步驟，將內褲浸泡在滴了茶樹精油的水裡，然後扭乾直接曬衣。

(2) **消炎坐浴油**

茶樹 2ml、白胎菊 1.5ml、高山薰衣草 1ml、德國洋甘菊 10 滴，做成複方純精油。

用法：每天每次 6～9 滴滴在一湯匙白酒裡乳化，再加入用中藥蛇床子煮的湯藥裡，煮滾後攤涼到大約 45 度左右，每次坐浴 15 至 20 分鐘，水涼了就不能再坐了。

茶樹精油消炎抗菌，白胎菊化熱解毒消炎，高山薰衣草抗菌提升人體免疫力，德國洋甘菊消炎降紅，提升黏膜皮膚健康。

(3) OB **消炎油**

主要成分有金銀花、茶樹、魚腥草、茯苓、白朮、佛手柑、德國洋甘菊、連翹精油，以 6%濃度，加入葡萄籽油裡。

用法：每次 3ml 浸泡一個 OB 衛生棉條，每天 3 次塞入陰道；連翹、金銀花、魚腥草清熱解毒，茶樹、德國甘菊消炎消腫，茯苓、白芍袪濕燥濕，佛手柑親和生殖系統，配合德國洋甘菊緩和茶樹猛烈之性。

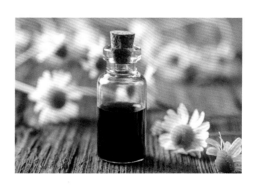

4. 中藥土茯苓湯

　　作法：將一塊土茯苓切片，2 塊大排骨切段放入鍋中煮滾，再小火煮 1 小時即可。

　　用法：每隔一天，喝一次。土茯苓清熱祛濕拔毒的效果好。

　　慢性盆腔炎的治療必須因人制宜，因地制宜，大部分慢性盆腔炎採用清熱解毒的方法，但是針對病程久遠的患者我們要考慮溫化、氣化，沒有氣體流動疏解不了膩積，寒積成膩，膩積成淤，淤積成炎。治法不可一味清熱，好像地面上有一灘污水，我們可以挖坑引流，可以用風吹乾，但是最快最好的是太陽出來一曬就乾了，這種方法叫溫化。

個案回饋

　　治療從 2019 年 11 月開始，用完兩套炎症三件組後，L 小姐腹腔的疼痛消失了。溫宮補氣油用完第三支後改用溫宮補腎油。L 小姐說現在抹溫宮補腎油感覺有一股暖暖的氣流從小腹升起，順著身體經絡流動，全身溫暖舒暢，從來沒有這麼舒服過。

精油配方

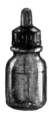

溫宮補氣油

桂枝 8 滴、CO_2 薑 8 滴、川芎 6 滴、老檀香 6 滴、當歸 5 滴、歐白芷 3 滴，加入 30ml 中藥浸泡油裡。

使用方式　每天 2～3 次，一次 10 滴，抹小腹、後腰腎區。

提脾陽膏＋薑精油

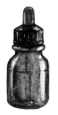

黑胡椒 6 滴、CO_2 薑 6 滴、茯苓 5 滴、白朮 5 滴、茴香 3 滴、甜橙 3 滴，加入 30ml 中藥五皮飲加減方的浸泡油裡，添加有機原蜂蠟 15g，蘆薈脂 8g，製作成精油膏。

使用方式　每次挖黃豆大的提脾陽膏，並混合 4～5 滴薑精油，一起順時針揉肚子，雙手大拇指單方向往外刮。

消炎坐浴油

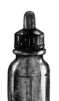

茶樹 2ml、白胎菊 1.5ml、高山薰衣草 1ml、德國洋甘菊 10 滴，做成複方純精油。

使用方式　每天每次 6～9 滴滴在一湯匙白酒裡乳化，再加入用中藥蛇床子煮的湯藥裡，煮滾後攤涼到大約 45 度左右，每次坐浴 15 至 20 分鐘，水涼了就不能再坐了。

OB 消炎油

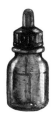

金銀花 10 滴、茶樹 6 滴、魚腥草 8 滴、茯苓 4 滴、白朮 6 滴、佛手柑 10 滴、德國洋甘菊 6 滴、連翹 10 滴精油，以 6%濃度，加入 50ml 葡萄籽油裡。

使用方式　用小號棉條吸飽 3ml 的 OB 消炎油，然後塞入陰道中。一天換 3 次，持續三天。

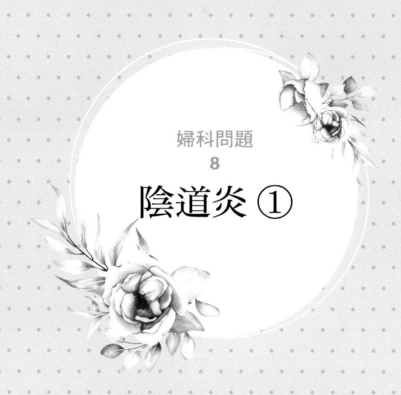

婦科問題
8

陰道炎 ①

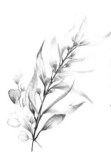

陰道炎

去濕健脾，根治陰道炎

陰道炎是一種常見的婦科疾病，上至耄耋老婦，下至新生嬰兒，都有可能罹患，其中發病最多的還是育齡期的女性。

女性通過陰道，使內生殖器與外界相通。陰道中存在著微生態環境——這裡有眾多微生物群，包括各式各樣的菌群，它們相互制約也相互依賴。正常情況下這些微生物會維持一種微妙的動態平衡，通常不會使人生病。一旦陰道微生態平衡被打破，則可能因感染導致炎症（發炎）。

陰道炎的類型

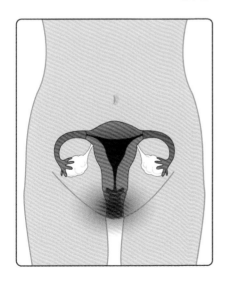

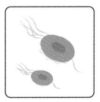

滴蟲感染

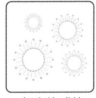

念珠菌感染

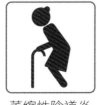

萎縮性陰道炎

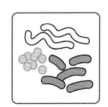

細菌感染

　　陰道炎的病因通常比較明確。成年患者多數情況下，是由於患者不注意私處清潔，受到經血、尿液、房事中的體液，甚至糞便的污染，或者長期穿緊身不透氣的化纖面料內褲，導致私處皮膚摩擦，局部潮濕造成滋生細菌。有些特別的陰道炎，如：滴蟲陰道炎，除了透過性行為直接傳播以外，還可能是通過飯店毛巾、坐馬桶、泳池等公共場所接觸傳播。

　　另外，年長女性和嬰幼兒作為體虛氣弱的一群，也可能各自罹患萎縮性陰道炎和嬰幼兒的外陰陰道炎（簡稱外陰炎），這主要是由於雌激素水準降低、局部抵抗力下降導致炎症。

　　現代醫學上一般首先找到致病源，對症下藥使用抗生素，再配合局部外陰清潔和消毒。即便在西醫臨床上，也常常配合中成藥藥膏或中藥湯劑熏洗。然而，抗生素使用非常容易導致耐藥性（抗藥性），使得陰道炎反反復復，有效的藥物越來越少。

外陰炎及陰道炎治療方案

方案	分析病因	治法	效果
西醫	因細菌而導致發炎	抗生素、配合局部外陰清潔和消毒	快速壓制，可能出現抗藥性，仍反覆感染。
中醫芳療	因濕熱等外邪內侵陰道	滴精油在內褲上、沐浴薰蒸、陰道栓劑	抗炎、殺菌，無副作用，調體質。

　　中醫裡沒有特指陰道炎的病名，根據陰道炎的症狀，常常可認為「帶下病」、「陰癢」、「陰瘡」等疾病便是現代醫學裡所說的外陰炎及陰道炎。

　　古籍裡很早就記載了有關陰道炎的文字。元代《肘後備急方》首次記載了「陰癢汁出」──指明了陰道炎最典型的症狀：陰部搔癢和分泌物增

多。隋朝巢元方闡述了陰癢病的病因病機是內為臟氣虛，外為風邪蟲邪。在古代出現癢的症狀多數被認為是受到風邪的侵襲，由於風邪走竄遊動，且無影無蹤，來得快，去得疾，反復發作，十分符合搔癢的特點。而蟲邪則是古人對於微生物最早期的印象，那時候沒有顯微鏡觀察不了病原體是細菌、真菌、寄生蟲還是其他病原微生物，於是統稱為蟲邪。

到了明朝著名醫薛己總結，婦女陰癢屬於肝經所化，有肝脾鬱怒、肝脾氣虛和濕熱下注等證型，可以對應給予口服中藥湯劑，如：逍遙散、小柴胡湯、龍膽瀉肝湯等加減方治療，外用則使用桃花膏、雄黃等殺蟲。

至於帶下病，《金匱要略・婦人雜病脈證並治》：「婦人經水閉不利……下白物。」後續歷代醫家也均認為帶下過多與痰濕有關，《女科撮要》提出帶下過多是由於脾胃之氣受損，導致脾失健運，陽氣下陷導致，應該健脾升陽。《景岳全書》則認為多數因為傷腎導致帶下過多，清朝女科專著《傅青主女科》更是明確指明「帶下俱是濕症」。

不論不同流派醫家如何爭論，大體都認為主要是脾、腎、肝三臟功能失調，遇到濕熱等外邪內侵胞宮、任脈帶脈等，使得經脈失去約束導致帶下增多。

芳香療法治療陰道炎具有特別優勢——方便，見效快。

1. 將精油滴在內褲上：這是最簡單直接的方式，既不直接接觸皮膚，又能起到局部環境的抗炎、殺菌的作用。

2. 精油沐浴：還可以通過沐浴中滴入幾滴精油，利用溫熱的蒸汽浴室環境進行全身薰蒸。

3. 精油塗抹私處：如果局部症狀比較重，還可以尋求專業芳療師調配量身訂做的精油，對私處進行按摩塗抹，直接通過皮膚接觸殺菌抗感染。

4. 陰道栓劑：將精油分子送入陰道深處，利用人體溫度慢慢融化栓劑，既能直接作用患處，還能延長藥效時間，增加局部組織吸收。

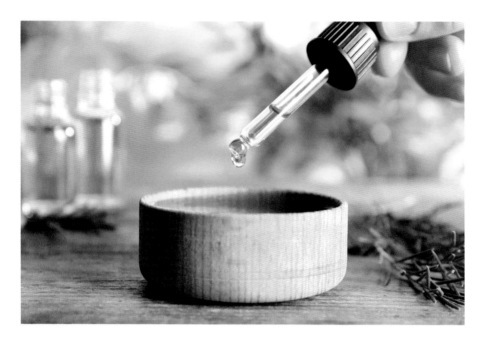

個案解說

　　我經手治療過一位被陰道炎困擾多年的患者。X女士38歲，育有一個11歲的女兒，陰道炎的問題從十幾歲就纏著她。每次月經結束後便是症狀最明顯的時期，外陰搔癢難耐不說，還伴隨著大量分泌物，顏色時黃時白，質地黏稠，有時候還會是綠色，並且散發著掩鼻的異味。這個問題嚴重影響了X女士的夫妻家庭生活，也給自己帶來深深的自卑和厭惡感。

　　求醫數年，中西醫的方法都轉了一圈，仍然無法根治，西醫的抗生素口服和局部栓劑塞藥早已失效，只有口服中藥和坐浴能暫時緩和症狀，但沒多久，炎症又捲土重來。

　　多年的炎症如果只是影響局部也就罷了，偏偏這幾年的體檢報告又表明X女士出現了異常的盆腔積液，這可把X女士嚇壞了。盆腔積液常常表示盆腔內有慢性炎症，事實上陰道炎如果長久不癒，的確會逆行向上感染到內生殖器組織結構。

這下 X 女士再也坐不住了，找我尋求幫助。她的**舌淡胖，邊有齒痕，舌苔黃膩，十分厚膩，舌淡胖大。**通常是由於脾胃陽氣虛弱，脾失健運，導致水濕彌漫，充脹舌體，時間長久以來，舌體會被牙齒勒出或深或淺的印記，便形成齒痕紋。另外，X 女士的舌苔厚膩，舌苔是附著於舌面的一層苔狀物，它是脾胃陽氣蒸化水穀之氣，聚集在舌面的表現。正常人應該是薄薄一層淡白的舌苔，而厚膩的舌苔則意味著脾胃裡污濁氣蒸騰在舌面，因此 X 女士的舌頭顯示出一派脾虛濕盛熱盛的徵象。

陰道炎根據分泌物及患者舌苔辨證，X 小姐這種原因在脾胃虛，濕熱困脾引起的，除了要用「炎症三件套組」，還必須要忌口。

我跟她說：「濕熱下注的結果，要忌辛辣，還有濕熱的水果，例如鳳梨、芒果等。」

X 小姐說：「哎呀，這些都是我最愛吃的呀，我最愛吃酸菜魚和麻辣火鍋了。」

我：「你想要好就忌口吧。」

首先，局部問題我調配了**炎症三件套組──OB 消炎油栓劑、坐浴消炎油、消炎精油。**

有鑒於陰道炎位置的特殊性，我特別將配方製作成陰道栓劑，便於直接作用於炎症部位，讓藥效吸收最大化。另外，調配了消炎精油給患者塗抹在內褲上，作為私處日常衛生護理。在炎症發作期間，還可將坐浴消炎油加入中藥草藥坐浴湯裡，雙管齊下進行藥浴。

1. OB 消炎油：

是將 OB 棉條浸泡於消炎油中，包含杜松子（杜松漿果）、金銀花、澳洲藍絲柏、檀香精油等，以及葡萄籽油、椰子油。每次取 3ml 消炎油，浸泡一個小號 OB 棉條塞入陰道，每天替換三次，一直用到症狀消失。這個配方聚焦於排濕、化熱、消炎。杜松化濕排毒，金銀花清熱解毒，藍絲

柏利水收斂、消炎。澳洲檀香對於女性私密處炎症有
獨特的效果，它還有利水排濕的作用。

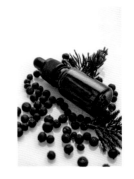

　　澳洲藍絲柏和檀香是我在女性婦科上常用的一對
精油對子，它們都具有補氣作用，身體必須要有氣的
推動才能排除水液，水液在身體裡停滯就會成為痰液
或發臭引起炎症，一潭死水就是這意思。

2.坐浴消炎油：

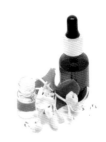

　　它是一個純複方精油，成分有茶樹、金銀花、佛
手柑、檸檬等精油。每天使用一次，取 6～9 滴滴在
伏特加酒裡，再倒入由中藥白鮮皮、金銀花、蛇床子
等煮成的溫水，坐浴直至水變冷。中藥水必須要先燒
開然後攤涼，等到水溫降至適溫後再入內坐浴。精油
配方主要針對 X 女士的濕熱，排濕化熱，芳香化濁膩。

3. 消炎精油：

　　每天用茶樹、薰衣草精油等各 2-3 滴滴在手指抹在內褲上。平常在家
和晚上洗完澡後在家裡只穿睡裙就好了，不要穿內褲保持私處乾爽，因為
我們女性私處比較特殊，它是身體其中一個出口，會有分泌物。如果我們
24 小時悶著它，這地方若有濕氣就會造成不舒服，所以有陰道炎的女性夏
天少穿緊身的牛仔褲。

　　除了處理陰部的局部症狀外，健脾利濕是我的治療重點。

　　治本方面，長期使用客製的**提脾陽膏**塗抹腹部經絡穴位健脾補氣，升
陽舉陷。每天早晚抹肚子，開始前 10 天雙手大拇指單方向「往外刮」，把
脾胃濕熱膩瀉走，之後改成「來回刮」，平補平瀉法。

4. 提脾陽膏：

　　成分含有茯苓、蒼朮、佩蘭、甜橙、黑胡椒、豆蔻等精油，加入五皮飲加減方浸泡油製作成精油膏。

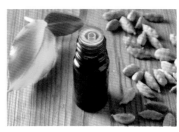

▲豆蔻精油

　　X 女士在認真調理一個多月後驚奇地發現陰道炎逐漸減輕，很少復發了。精油如此有效改善陰道炎讓她大力稱讚。之後我給她調了一個排毒複方純油讓她每週一兩次滴在牛奶裡泡澡，用來排濕排毒，同時能夠有效預防陰道炎。

白朮和蒼朮的異同

	白朮	蒼朮
中藥材外貌		
學名	Atractylodes macrocephala	Atractylodes lancea
科屬	菊科蒼朮屬	菊科蒼朮屬
性味	甘、苦，溫。	辛、苦，溫。
歸經	歸脾、胃經。	歸脾、胃經。
功效	偏於補脾益氣，適用脾胃氣虛，如著名的四君子湯就有白朮。	偏於運脾祛濕，適用治療濕困脾陽的案例。比白朮更長於除燥濕。

精油配方

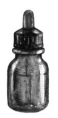

OB 消炎油

杜松子（杜松漿果）15 滴、金銀花 15 滴、澳洲藍絲柏 15 滴、檀香精油 15 滴，將精油混合均勻後，加入 25ml 葡萄籽油和 25ml 椰子油裡。

使用方式 每次將小號 OB 棉條浸入 3ml 的消炎油裡，然後將棉條塞入陰道，每天替換三次，一直用到症狀消失。

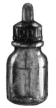

坐浴消炎油

茶樹 25 滴、金銀花 25 滴、佛手柑 25 滴、檸檬 25 滴，製作成複方精油。

使用方式 每天使用一次，取 6～9 滴滴在伏特加酒裡，再倒入由中藥白鮮皮 15g、金銀花 15g、蛇床子 15g 等煮成的溫水，坐浴直至水變冷。

備註 白鮮皮、金銀花、蛇床子等中藥，可至中藥店購買。中藥以 1000ml 的水滾沸後，再煮 10 分鐘濾渣取汁。中藥水必須先攤涼，等到水溫降至適溫後再入內坐浴。

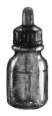

消炎精油

使用方式 每天用茶樹 1 滴、薰衣草精油 2 滴，滴在手指抹在內褲上。

提脾陽膏

茯苓 6 滴、 蒼朮 4 滴、佩蘭 3 滴、甜橙 3 滴、黑胡椒 2 滴、豆蔻 2 滴、加入 20ml 五皮飲加減方的中藥浸泡油，並添加 10g 有機原蜂蠟和 5.3g 蘆薈脂，製作成精油膏。

使用方式　每天早晚，挖黃豆大的提脾陽膏，順時針搓揉肚子，直至皮膚吸收精油。

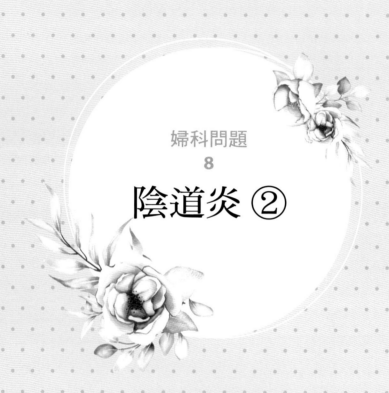

婦科問題
8

陰道炎 ②

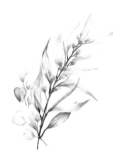

陰道炎
去濕健脾，根治陰道炎

中醫稱陰道炎為「帶下病」，是婦科最常見的多發病，病名是由於疾病都來自帶脈以下的濕邪，因由帶脈失約所導致的病。總體來說，陰道炎在臨床上診斷是分泌物過多，有異味，陰道裡搔癢。它的致病機制是「夫帶下俱是濕症。」是濕邪流注下焦、帶脈失固，究其重點是脾臟沒有做到水液運化的功能，所以要根治必須連脾胃一起做。

個案解說

和很多女性一樣，Kitty 被陰道炎困擾很多年了，每次月經後總有八到十天陰道炎發作，非常癢，內褲上有黃色分泌物，還散發異味。因為 Kitty 是職業女性，所以她覺得非常尷尬。

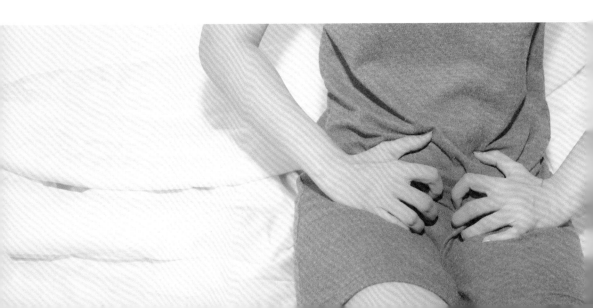

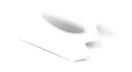

　　Kitty 說：「我今年 38 歲了，陰道炎已經好多年了，好像不到 20 歲就有了。這期間也看過很多次醫生，每次醫生只會開陰道塞劑處方。剛開始會短暫好一段時間，然後又捲土重來。反正就是反復發作，癢起來時候很要命呀，撓又撓不著，然後還有異味，只能又塞藥呀。但是，每個月都這樣子，讓人心情很不好。」

　　我觀察了 Kitty 的舌相，很明顯的苔白、濕膩。

　　陰道炎是女性最常見的問題，百分之 60～70%的女性都有這方面的困擾，主要原因跟生活習慣和女性生殖系統特徵都有關，**陰道炎在中醫上稱為帶下病，帶下病跟濕有關，是水濕下注的原因。**

青色分泌物對應肝臟濕熱；

黃色分泌物則對應脾臟濕熱。

　　Kitty 是黃色分泌物，屬於脾濕。中醫治療上，我會用清熱利濕的藥物主導；精油配方上，我會提供三個方案——內塞（陰道塞精油棉條）、精油坐浴，以及消炎精油（抹內褲）等。

1. OB 消炎油

　　主要以消炎的成分為主：金銀花 20 滴、德國洋甘菊 20 滴、茶樹 15 滴、穗花薰衣草 10 滴、多胞葉尤加利 5 滴，加入 50ml 葡萄籽油裡。

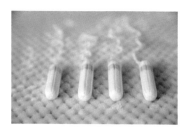

　　我們用 OB 衛生棉條把調和好的 3ml 消炎油吸飽了，塞進陰道裡，每天換 3 次。如果是強生的 OB 衛生棉條就選最小號，每次用 3ml 油消炎可剛剛好吸飽，塞進去又不會因為走路這些原因擠壓而漏油出來，它會有一根繩子留在外面，方便替換時候拉出來。每

次拉出來後換吸飽消炎油的新 OB 棉條。以我的經驗，一般連續用 3 天，炎症就會好了。

　　因為陰道是由肌肉與黏膜組織組成，一般消炎的精油都比較刺激。換句話說，就是會比較傷皮膚。但是，我調的配方裡的「金銀花」和「德國洋甘菊」精油對黏膜皮膚潰瘍性發炎有很好的消炎作用，還能修復黏膜皮膚，協助皮膚健康生長。在這個配方裡，金銀花和德國洋甘菊兩個精油作為君，配方裡的基礎油選最清透的葡萄籽油，一定不可以用質地非常黏膩植物油，清透的葡萄籽油有助精油配方釋出，滲透進皮膚裡。茶樹和多胞葉尤加利殺菌效果最好，但是對黏膜比較刺激，比例要相對低一點。穗花薰衣草、金銀花精油能消炎消腫化熱，德國洋甘菊均有修復皮膚黏膜及提升整個配方功效的作用。

2. 坐浴消炎油

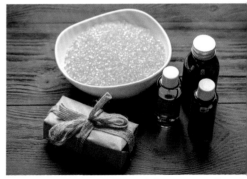

　　羅馬洋甘菊 30 滴、茶樹 30 滴、佛手柑 20 滴、德國洋甘菊 20 滴這四個精油搭配成純精油的配方。每次 6-9 滴複方精油，滴在海鹽裡，倒入用中藥白鮮皮、野菊花、百部、蛇床子、苦參等煮開的溫水裡坐浴。水燒開後再攤成溫水，溫度以坐浴能接受為佳，大概 40～42 度左右，連續坐浴 10 天。這個中藥方除了能解決陰道炎的分泌物，還可以針對外陰搔癢。

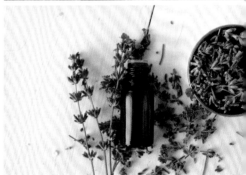

3. 消炎精油

　　將內褲手洗乾淨後，最後一道用清水浸泡，清水裡滴入 15～20 滴茶樹精油，洗完

直接扭乾水分曬乾。

再來，每次換內褲時，茶樹 1 滴，薰衣草 2 滴，先滴在手指頭上，再抹在內褲表面上。這樣子除了有消炎作用，還能夠消除異味。

還有每週做一次或兩次的芳香精油牛奶泡浴。可隨意選擇我們喜歡的精油，8～12 滴滴在一杯牛奶中加入泡澡水裡泡澡。我發現自從這樣子偶爾一週一兩次精油芳香浴，除了舒壓效果好，睡眠品質好了，伴隨我多年的陰道炎也沒有再犯過。

想要陰道炎不容易復發，我們還要經常煲一些健脾祛濕的湯水，從源頭上解決水濕下注這個問題，可以喝**健脾去濕湯**（中藥：茯苓、白朮、淮山），或**祛濕解毒湯**（中藥：土茯苓、牛大力、五指毛桃、鑽地老鼠、龍骨），這兩個湯都建議加 2～3 粒蜜棗增加湯水的甜味，還有用一個靚陳皮促進行氣理氣作用，這些湯水適合平日春夏交替時候去健脾去濕，清熱解毒。文獻記載**土茯苓**可以用於治療梅毒，曾經有醫師單獨重用土茯苓煮水喝治療男性梅毒病，我們不用治療這些難搞的問題，平日有空多煲這些湯水對身體有益無害，百利而無一害。

我們女性的生殖系統比較短而寬，細菌很容易就進去引起陰道炎，平日除了湯水去濕排毒，洗內褲最後一道清水滴入茶樹精油浸泡 15 分鐘，還有內褲抹茶樹、薰衣草精油，我們平常偶爾泡精油澡也有很好預防作用，精油基本上都有殺菌的作用。

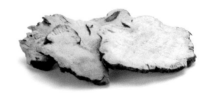

精油配方

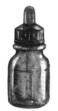

OB 消炎油

金銀花 20 滴、德國洋甘菊 20 滴、茶樹 15 滴、穗花薰衣草 10 滴、多胞葉尤加利 5 滴,加入 50ml 葡萄籽油裡。

使用方式 用 OB 小號衛生棉條把調和好的 3ml 消炎油吸飽了,塞進陰道裡,每天換 3 次。

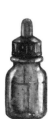

坐浴消炎油

羅馬洋甘菊 30 滴、茶樹 30 滴、佛手柑 20 滴、德國洋甘菊 20 滴,這四個精油搭配成純精油的配方。每次 6-9 滴複方精油,滴在海鹽裡。

使用方式 將複方精油倒入用中藥白鮮皮、野菊花、百部、蛇床子、苦參等煮開的溫水裡坐浴。水燒開後再攤成溫水,溫度以坐浴能接受為佳,大概 40~42 度左右。連續坐浴 10 天。

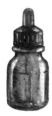

消炎精油

使用方式 每天用茶樹 1 滴、薰衣草精油 2 滴,滴在手指抹在內褲上。

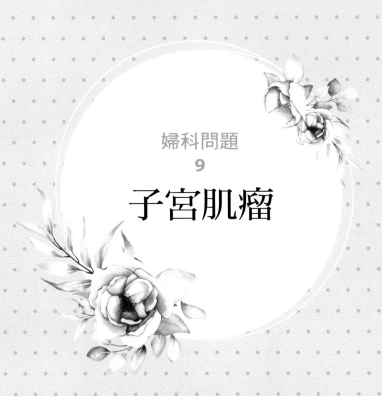

婦科問題
9
子宮肌瘤

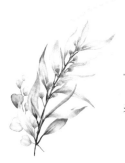

子宮肌瘤

養脾胃，疏肝化結，溫宮補氣，肌瘤消失了

子宮肌瘤為血瘀證

《素問・水脹》：「石瘕生於胞中，寒氣客於子門，子門閉，寒氣不得通，惡血當瀉不瀉，衃以留止，日以益大，狀如懷子，月事不以時下，皆生於女子，可導而下。」說明了因血瘀導致婦科病證「子宮肌瘤」，還會導致月經失調。

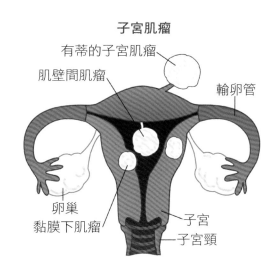

子宮肌瘤

- 有蒂的子宮肌瘤
- 肌壁間肌瘤
- 輸卵管
- 卵巢
- 黏膜下肌瘤
- 子宮
- 子宮頸

子宮肌瘤，中醫病名叫做「癥瘕」，是指婦女小腹結塊，伴有或脹、或痛、或滿、或異常出血等症狀的疾病。

癥，意思是有形狀，有固定位置，痛有定處的結塊。

瘕，指的是聚散無常，推之可移，痛無定處的結塊。

但是，臨床上常常相伴發生又難以區分，故統稱為癥瘕。

癥瘕是歷史悠久的疾病，最早在中醫經典《神農本草經》以及《金匱要略》都有過類似的記載，而《諸病源候論》提出其病因是由於臟腑虛

子宮肌瘤的中醫類型
1. 氣滯血瘀證
2. 痰濕瘀結證
3. 濕熱瘀阻證
4. 腎虛血瘀證

弱，氣候變化，寒溫不調，飲食生冷不潔導致的。也就是說當人體正氣不夠時，如果再碰巧遇到外來邪氣內侵，或情志因素、房事過度勞累，或者飲食不當，便會導致臟腑功能失常，氣機阻滯，於是痰飲、瘀血、濕濁等有形之物會凝結不散，停聚下腹子宮中，日月累積後，逐漸形成肌瘤。

　　子宮肌瘤的類型分成好幾種：有氣滯血瘀證，有痰濕瘀結證，有濕熱瘀阻證，還有腎虛血瘀證。它們共性是下腹部有腫塊，兼有漲滿或疼痛感，多數會伴隨月經不調、帶下異常等症狀，可以在任何年齡段女性身上發現，通常初期沒有特別感覺，只能通過健康檢查（體檢）發現。現代醫學認為：子宮黏膜下肌瘤可影響受精卵著床，導致早期流產；肌壁間肌瘤過大可能使得宮腔變形或內膜供血不足而引起流產；生長位置較低的肌瘤可能妨礙胎頭下降，產後還容易引起產後出血。

個案解說

　　小麗是一名年輕都市人，在深圳打拼多年，終於成家立業。可惜好景不長，正當她滿懷期盼準備孕育寶寶的時候，在產前體檢中發現自己患上了很多女人易發的疾病——子宮肌瘤，伴隨而來的還有越來越稀少的月經。

　　小麗仔細回想為什麼疾病會找上身，才意識到自己的工作需要長期接觸冰庫，這幾年發覺自己越來越虛弱，越來越怕冷，渾身不爽利，**如此看來潮濕酷寒的環境很有可能是導致身體變差的最大原因**。當務之急是要調理好子宮肌瘤和月經問題，順利懷上寶寶。於是，她在朋友的介紹下找到我，希望能幫忙處理她的燃眉之急。我簡單瞭解她的情況後心中馬上有了線索。小麗還沒有生育，又如何敢留這麼多風險的定時炸彈在身上呢？

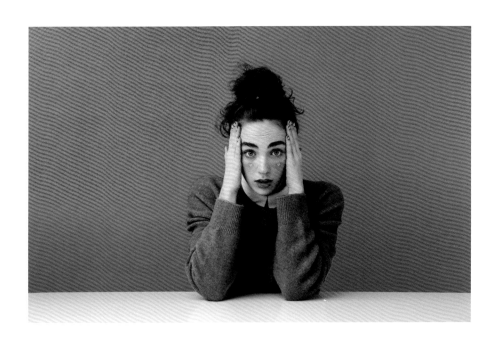

　　為了進一步判斷，我對小麗細心的諮詢問診，追根究柢問了所有細節，最終判斷出她屬於**氣滯血瘀兼夾腎虛證。**

　　小麗是一名創業人士，年齡雖輕，但全心投入在工作上，難免壓力大，**肝氣鬱結，導致全身氣的流通不甚通暢。**她常常出現經前乳房脹痛的情況，這也是肝氣鬱滯的典型表現。

　　其次，她的工作性質跟冷鏈物流有關，長年在潮濕、寒冷的冰庫裡待著，**身體無時無刻不被寒邪所侵犯著，久而久之人體的陽氣就越來越少，便出現陽虛證的症狀**——形寒肢冷，怕涼、月經量少、喜暖喜熱……。

　　小麗的月經問題十分典型，先是最近大半年經血顏色變暗，量變得極少，曾經一個月要用 20 片以上的衛生棉，現在一個月只用到 2～3 片；以前月經能持續 7 天，現在除了第二天是正常紅色以外，第一天和第 3～7 天都量很少，幾近黑紅色的點狀經血。很難相信這僅是短短大半年的變化。我又讓小麗拍張舌照，仔細觀察其舌象：其舌質淡紅中透著紫暗，一派寒

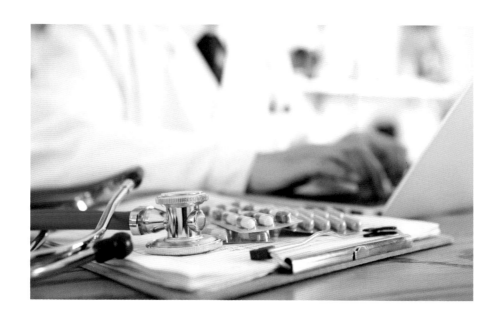

意，舌苔又厚膩發白，光看著圖片就能料想到這是一個**寒冷體質**的人。

　　望聞問切過後，我開始釐清線索，迅速構思好方法：主用**溫宮補氣油**，適當加用**提脾陽膏**和**舒肝化結油**。囑咐她使用後，她很快給了我回饋——短短一個月不到，她搓油後的第一次月經量比之前以肉眼可見的多了起來，順帶還少了很多反流上口的胃氣。於是乘勝追擊，第二療程我又為她量身訂做了一款專屬的**溫宮補氣化結油**，一油多效。

　　當她用完一整瓶，再去做子宮超音波（B超）時，發現子宮肌瘤居然消失了！連醫生都驚訝不已。小麗連連誇讚：「我的神香香，你這是隔空打『瘤』」。

女人要養肝、補腎氣

　　其實，我對這個結果並不意外，因為我知道對於女人來說，肝、腎是最重要的兩個臟腑。

　　溫宮補氣油主要作用溫化子宮，補氣升陽。身體出毛病最終會回歸到氣和血，陰和陽。配方主要使用 CO_2 薑、印度老檀香、桂花、艾葉等精油，濃度 6%，調和在中藥浸泡油裡，每天早晚塗抹小腹及後腰腎區，命門穴。稍為用力儘量搓熱皮膚，精油分子非常微細，一接觸皮膚可以馬上潛行進去。CO_2 薑，艾草，辛溫大熱，**老檀香補氣安宮好比千年人參，桂花疏肝理氣，先行氣活血，血行才化瘀，身體氣血運行了，身體毒素被清理得差不多了**，再來化瘀效果又穩又快，用完一個溫宮補氣油後在配方裡加入田七精油，保加利亞的野生玫瑰精油，田七活血化瘀，野生玫瑰有如莪朮三稜的作用，破血養血。

　　我還叫小麗去中藥房買半斤田七，讓中藥房幫忙烘乾，磨粉，每天早上一小勺約 3g 用熱粥送服，配合溫宮油。田七又叫三七，明代著名藥學家李時珍稱為金不換，藥性甘，微苦，溫，歸肝，胃經，主要功效化瘀止血，止痛消腫，子宮肌瘤屬於瘀血積累，田七配合溫宮補氣化結油效果會很好。

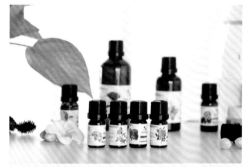

　　提脾陽膏主要用來提升氣血生化之源。一個人後天的氣血生化之源必須依靠脾胃功能，所以脾陽對於任何一個人來講都非常重要。在古代中醫就有李東恒的補土派，主張任何疾病要從脾胃入手，也有現

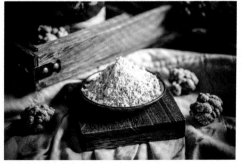

在的中醫大家治病看舌頭的脾胃陽氣，如果看一個人舌頭的脾胃喪失陽氣了，這個人也就沒有救治的必要了。因為一個活著的人不外乎就關於氣血、陰陽的事情。以前物質嚴重缺乏的時候人的脾胃是乾澀的，需要大量的脂質來平衡，現在物質豐富，一日三餐都大魚大肉，吃到肚滿腸肥，脾胃都被困住運作乏力。再加上每天大量喝牛奶，吃魚肉、水果，脾胃變得又寒又濕又膩。

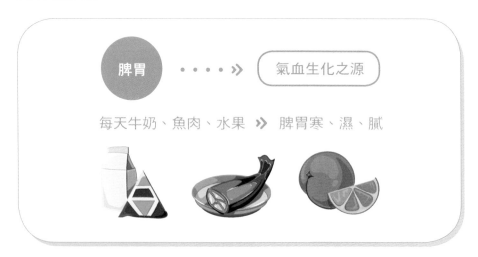

我針對每個人的提脾陽膏都是根據個人狀況訂製，小麗的脾胃情況主要是寒夾濕，所以提脾陽膏以薑、黑胡椒、肉桂皮、茯苓、白朮、甜橙為主，加在五皮飲的浸泡油裡，做成提脾陽膏，每天按摩肚子及胃部 2、3 次，加強脾胃的運作功能。

女人以血為本

　　子宮在中醫上叫做「女子胞」，屬於奇恒之腑，形態是六腑一樣的空腔結構，但又具有五臟的功能性，**女子胞的生理機能與臟腑，天癸，經脈和氣血有關。子宮是形成月經和孕育胎兒的器官，女子以血為本，經水為血液所化，而臟腑中肝藏血，腎藏精化血，因此肝腎和子宮的關係格外緊密。**

　　子宮的發育有賴於「天癸」的作用。天癸，是腎精腎氣充盈到一定程度時體內出現的一種精微物質，它促進生殖器官的發育成熟，是生殖系統的掌門神。換言之，只有身體氣血充盈，五臟六腑運轉正常，生殖功能才會好。這也就是為什麼育齡女子更容易生育，而年紀越大越難順利生產的道理。

肝主疏泄，調暢氣機情志，藏血

　　肝血的藏與泄十分重要，這主要體現在月經上：該藏血時沒藏好，就會月經過多或者淋漓不盡。該瀉血時不能瀉，就會月經量少甚至閉經等。那麼小麗月經量少，點滴不淨正是因為情志不調暢，導致肝氣鬱結，肝失疏泄，氣滯留在體內，鬱結一團，根本無力推動血液的流通。久而久之積血越來越多，淤積成塊，變成癥瘕了。

　　疏肝化結油主要作用疏通肝經，洗滌鬱結的肝氣，慢慢化解乳房裡的塊塊結結，**適用於乳腺增生、乳腺結節、乳房囊腫、乳房纖維腺瘤**。精油用在情志解鬱效果非常好，因為精油都有輕揚上升的特性，能疏導情緒，安撫睡眠，疏肝化結配方主要為野生玫瑰、茉莉、高山薰衣草、羅馬洋甘菊、柴胡、乳香、沒藥等精油，玫瑰本身就很陰柔，養肝柔肝（治療肝陰虛、肝血不足）。野生玫瑰因為不需要遷就人類採摘，刺長得特別多，還帶勾的，所以可以刺破身體裡的塊塊結結。而茉莉、高山薰衣草、羅馬洋甘菊是最好的舒壓三寶。柴胡是肝鬱必用的精油，乳香、沒藥

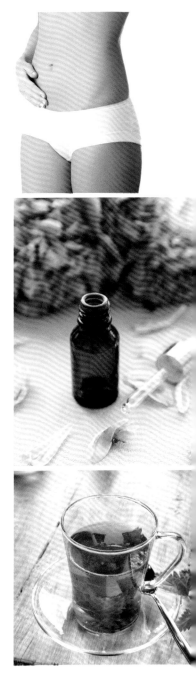

走中焦，消癥化結，幫氣血推陳出新，補進新鮮的氣血。

平日也可以經常喝玫瑰花茶或洋甘菊茶，夏天還可以加幾片薄荷葉一起泡水喝，這些對消除肝氣鬱結都很有用。

小麗才二十幾歲，作為都市人，因工作和生活壓力造成肝氣鬱結並不少見，在長年累月的積累，加上逐年年紀增加，身體達到一個平衡臨界值，便會浮現問題。因此，現在女性的月經問題越來越年輕化，可想而知壓力對她們身心帶來很多問題。肝臟對於女性有多麼重要，甚至在《臨證指南醫案》中都說「女子以肝為先天」，現代女性要學會疏導情緒，放鬆心情和調適壓力，這十分重要。

▼女性要懂得抒解壓力和放鬆心情，才不會肝鬱。

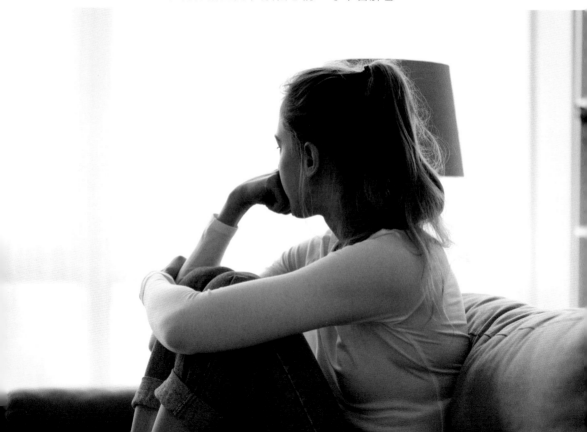

腎藏精，主生殖而為先天之本

如果說，肝臟側重管理月經，那麼腎臟則側重管理生育了。腎精腎氣充足，天癸來至，沖任二脈充盈健全，女子月經來潮並排卵，初步具有生殖能力。這意味著腎主宰人體發育和生殖功能。

首先，腎被認為是先天之本，也就是每個人先天都帶著腎精出生，只是量多量少因人而異，後天當然也可以通過飲食、調理的方式來調節，但不得不承認，腎精會隨著年齡的增長而慢慢減少。這是衰老的過程，也是自然規律，我們很難逆轉。但是，我們可以通過養生儘量維持。它對於女性來說，最重要的一件事就是——掌管生育。人在年輕時，腎氣腎精充足，所以來月經，可以生育，但當年老色衰時，腎精腎氣都「庫存不足」就會出現停經，並無法生育。保護腎臟對女人的重要性不言而喻。

那麼哪些因素會影響腎臟呢？從小麗的情況來看，她從事生鮮冷藏肉品方面的工作，常年在寒冷潮濕的冰庫環境裡工作，一直受「寒濕」邪氣的侵襲。寒和濕分別其實都還好，但是兩者混合起來，就是魔法攻擊和物理攻擊的雙重效果——寒為陰邪，最傷陽氣，其次它性質凝滯，就好像冷凍結冰，除非暖它，否則很難自行消散，另外寒性收引，會使得血管、毛孔收縮，更容易留住邪氣在體內。而濕邪也是陰邪，也傷陽氣，而且脾臟怕濕，它更容易損傷脾陽，濕邪性質重濁，黏滯，就像一塊黏土將邪氣都黏在體內，不容易散去。寒濕二者合二為一，雙管齊下，日日夜夜接觸，怎麼會不生病呢？更糟糕的是，這類疾病病程進展慢，在初期可能根本沒有症狀，它又緩慢拖延，十分難根治，常常是長年累月積攢下的病根，也需要更久的時間去化解開來。

《醫學入門‧婦人門》說道：「善治癥瘕者，調其氣而破其血，消其食而豁其痰，衰其大半而止，不可猛攻峻施，以傷元氣，寧扶脾胃正氣，待其自化。」在小麗的這個案例上，**我正是從肝腎著手，利用舒肝化結油一面行氣活血，化瘀消癥，一面用溫宮補腎油來補氣補腎，恢復正氣；再讓她使用提脾陽膏和注重飲食，調理脾胃。多管齊下，自然頗有成效。**

精油配方

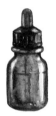

溫宮補氣油

CO₂ 薑 8 滴，印度老檀 8 滴，桂花 6 滴，艾葉 4 滴，三七 4 滴，加入 30ml 中藥浸泡油裡，然後製作成溫宮補氣油。

使用方式　每天早晚各一次，抹在小腹、後腰腎區，搓至完全吸收即可。

提脾陽膏

薑 6 滴，黑胡椒 4 滴，肉桂皮 3 滴，茯苓 3 滴，白朮 2 滴，甜橙 2 滴，加入 20ml 五皮飲的中藥浸泡油裡，並加入有機原蜂蠟 10g 和蘆薈脂 5.3g，然後製作成提脾陽膏。

使用方式　每天 2～4 次，塗抹在肚子（脾胃區）。

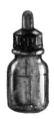

疏肝化結油

野生玫瑰 6 滴，茉莉 2 滴，高山薰衣草 2 滴，羅馬洋甘菊 2 滴，柴胡 4 滴，乳香 2 滴，沒藥 2 滴，加入 30ml 中藥浸泡油裡，然後製作成疏肝化結油。

使用方式　每天早晚各一次塗抹 5～6 滴油抹在右胸下面肝區，2～3 滴抹在膻中穴上，用手的大魚際往上推撥，以及雙腳大拇指和食指之間的太衝穴，各兩滴往腳趾方向推，直至精油被充分吸收。

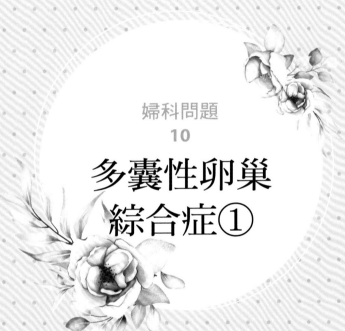

婦科問題
10

多囊性卵巢
綜合症①

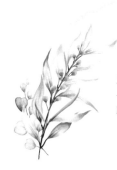

多囊性卵巢綜合症

腎陽虛，氣血雙補

從西醫的角度看多囊

多囊性卵巢綜合症（多囊性卵巢症候群，polycystic ovary syndrome，簡稱為 PCOS）是一種常見的婦科內分泌疾病，如今發病率逐步攀升，隨著醫學常識的普及，越來越多的人開始瞭解這個疾病。

因為此病容易導致不孕症，尤其是在育齡期的女人們聞之都驚慌失措，花容失色。偏偏目前主流醫學裡仍對此病表示病因不明確，只推論說可能與遺傳和環境因素共同作用有關，治療方法雖多種多樣，但療效因人而異。

所以今天我想結合真實案例，和大家聊一聊這個讓人聞之色變的「多囊」，到底是怎麼一回事？

多囊性卵巢綜合症是一個目前醫學界中仍比較複雜的疾病，在國內尚缺少大數據的疾病研究，並且疾病成因尚不明確，臨床症狀因人而異，常常需要借助排除其他疾病的方法來確診和治療，因此容易出現早期誤診或漏診的情況。

典型多囊性卵巢綜合症是集合了一組多樣、多系統症狀的慢性內分泌紊亂，如：月經不規律、多毛、肥胖、高脂血症、雄性激素過高，囊狀卵泡、胰島素阻抗和不孕等。多數患者只明顯表現出其中幾種症狀，而且因人而異。有些人可能只出現月經變化和卵巢改變；有些人只出現肥胖、多毛等情況。

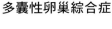

多囊性卵巢綜合症

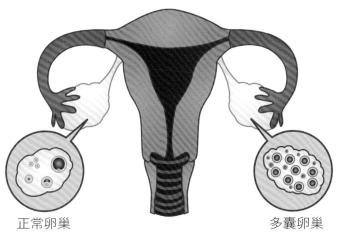

正常卵巢　　　　　　　　　　　　　多囊卵巢

　　在我經手過的案例中，還會遇到非典型多囊的案例。這樣的患者也許並沒有特別肥胖，或皮膚粗糙、多毛等症狀，但由於月經稀發[1]，甚至閉經[2]，卵巢發現囊化改變，依然屬於多囊的情況。

　　在 2011 年制定的《多囊卵巢綜合症診療標準》裡首次提出「疑似多囊」的概念，即：月經稀發、閉經和不規則子宮出血是必須條件，另外如果符合雄性激素高的症狀或超音波發現卵巢多囊化改變中任一點，並排除了其他可能疾病後，則確診為「疑似多囊」。並根據其是否肥胖、糖耐量情況等評估結果，分為：經典多囊性卵巢綜合症和無高雄激素型多囊性卵巢綜合症。

個案解說

　　L 女士很不幸正是這樣一名多囊性卵巢綜合症患者。她體型勻稱，皮

1　月經稀發是指月經週期後延，超過 35 天以上者。

2　閉經：一般來說，超過 3 個月皆無生理期，就稱為閉經。

膚也還算光滑細膩，但她最嚴重的問題便是月經失調。這幾年月經量逐漸減少，有時候來潮第二天就已經幾乎沒有經血，週期也逐漸延長。她說這種情況已經持續了很多年，自己並沒有特別注意。直到數年前她因月經稀少就診婦科，拍了超音波才發現卵巢多囊化，被醫生確診為患有多囊性卵巢綜合症。

起初她並不是特別在意這些身體的小變化，等到準備結婚生子了才發現這個問題會嚴重影響受孕。她遍訪中西醫診所，用過中藥湯劑調理，也吃過達英-35 製造人工週期來調節內分泌。各種方法都試遍了，均無濟於事。這次她偶然結識了我，抱著試一試的心態做最後的努力。

我仔細觀察了她的舌相：舌色淡白，苔白膩，稍見紫黯瘀斑，舌體總體偏胖大，面色唇色也淡淡的，毫無紅潤血色。這些症狀很明顯表示 L 女士氣血虛弱，氣不足，血不足，還有少許血瘀。這是典型的**脾腎虛實夾雜證**。

於是，我先建議 L 女士補益氣血，同時輔助調理脾胃功能。我讓她先用**氣血雙補油**和**提脾陽膏**，以及戒除乳製品及水果，在月經後連續 5～6 天配合中藥湯方補充氣血。

之所以會用到提脾陽膏，是因為脾為後天之本，負責運化水穀精微，無論服藥還是食物，脾胃功能消化吸收好了能大大提高藥效。

古代「金元四大家」的李東垣在《蘭室秘藏・婦人門》中說：「婦人脾胃久虛，……補益氣血，經自行也。」也就是說脾胃太弱，氣血生化無源，故導致氣血弱，原料不足，又哪有多的經血呢？歸根結底，**氣虛、血虛是月經後期、閉經等病的關鍵**。

中醫講：「血為氣之母，氣為血之帥。」意思就是，氣和血聯繫十分緊密，血能載氣養氣，氣能行血能生血。不論氣虛還是血虛，就好像唇亡齒寒，到最後一定是雙雙虛弱。

1. 氣血雙補油

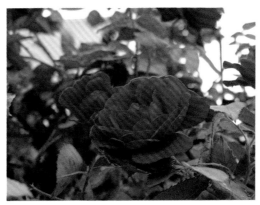

▲新疆大紅玫瑰

成分包含：印度老檀香、新疆大紅玫瑰、月季花、三七、艾葉、丹參精油，以 5% 精油濃度，調和在當歸頭和黃精的中藥浸泡油裡。

用法：每天早晚各一次，抹小腹及後腰，按摩至完全吸收。

配方裡的**新疆大紅玫瑰**有柔肝、活血、調經的作用，配合印度 60 年老檀香，達到補氣活血效果，月季花和三七加乘了祛瘀血、生新血的作用。艾葉溫暖子宮，溫煦氣血，透達經絡。

2. 提脾陽膏

成分包含：茯苓、白朮、甜橙、桂枝、黑胡椒、薑精油，以 6% 精油濃度，添加在健運脾胃的中藥浸泡油裡，並添加有機原蜂蠟、蘆薈脂，製作成精油膏。

用法：每天 2～3 次，將複方精油塗抹在肚子上。

配方主要以升陽去膩化濕為主，脾胃情況改善後，配方主要改為提升運化能力為主，每天抹兩次。

月經後連續 5～6 天，用**八珍湯加減方**補充氣血：當歸、熟地、白芍、川芎、人參、甘草、茯苓、白芍、益母草、黃耆，加瘦肉煮湯。

兩個月後，L 女士告訴我已經用完氣血雙補油，上個月的月經十分準時，雖然血量還不多，但是有明顯改善月經週期。我觀察了她的舌相和臉色，均比上個月紅潤許多。於是，我讓她繼續使用提脾陽膏，並將改氣血雙補油為溫宮補腎油，基礎打好了這時才是真正調理關鍵了。

肝與腎是女人最重要的臟器

中醫認為本病主要與腎、肝、脾有關。還記得在子宮肌瘤專題中提到的和女人關係最緊密的兩個臟器嗎？對，就是肝和腎。

多囊性卵巢綜合症也是如此。臨床上常常分為**腎虛證**、**痰濕阻滯證**、**氣滯血瘀證**和**肝經濕熱證**。不同證型也可以互相夾雜出現症狀，其中以腎虛證最為常見。

腎臟藏精，又具有臟腑之氣，除了由於先天不足引起腎虛以外，還會受環境因素和身體變化的影響，生病時間過久，病程過長都容易導致腎氣虛弱。

L 女士罹患多囊性卵巢綜合症多年，明顯屬於久病腎虛，夾雜現代人的通病脾虛濕盛，導致氣虛血虛，最後還有一點點血瘀的苗頭。身體長期在不平衡的激素水準下運作，初期尚可有身體代償機制起作用，當問題凸顯時則證明早已經嚴重虛弱了。

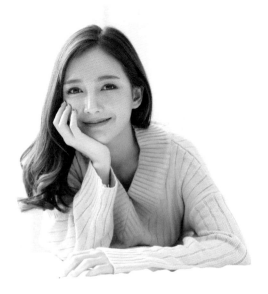

▲女人肝腎好，臉上自然會有好氣色。

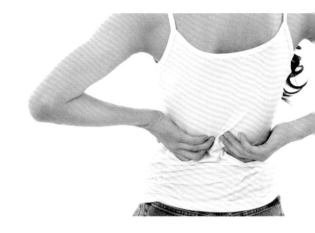

古代婦科專著《傅青主女科》說：「蓋後期而來少，血寒而不足……常以補中溫散。」月經越來越少，大多是因為血寒且血虛，應該用溫熱之品補益它。L 女士月經後期，經血稀少，結合問診症狀，我認為她偏**腎陽虛證**，所以需要使用溫熱的油進行調理。

再說，**脾虛濕盛是現代人的通病**，脾臟是最厭惡濕邪的臟器，久而久之脾臟功能也受到影響，運化功能大大減退，進一步加重了濕邪滯留的情況。

當先天之本腎臟和後天之本脾臟的臟腑之氣雙雙走衰，整個人體好像都失去動力源頭，氣機逐漸虛弱，甚至停滯。

因此，在挽回一些氣血不足的問題後，我主要從補腎入手，讓 L 女士使用溫宮補腎油，功效取其驅寒暖宮、溫補腎陽、調整子宮機能的作用，直達病灶，精準出擊旨在補陽益腎，讓腎臟運作起來。

再加上從頭到尾都堅持使用的提脾陽膏按摩腹部，取其提升脾陽、協調脾胃運化能力，讓脾臟正常運化水濕痰飲。脾胃調理好了，問題就能解決大半。

個案回饋

一個月，L 女士再次如約複診。她向我回饋：用完了溫宮補腎油後，月經量明顯增多，月經週期已經非常準時了，而且自己也能看到唇色和臉色比以前更紅潤了。

我看到她的舌相已經變成淡紅舌，薄白苔，基本屬於正常舌象了。在這之後，我建議她繼續鞏固，加上健脾化濕的湯方食療。

　　L 女士的肝臟問題目前症狀上來看還尚不明顯，但為治未病，還是需要 L 女士暢調情志，避免肝氣鬱結，氣滯血瘀。最後在整個方案頗有成效之後，再持續進行食療，搭配適合的飲食習慣，持續為健脾益氣努力。

　　L 女士的調理結果如人所願，如今已恢復健康體質，並且懷上了可愛的寶寶。我也希望所有罹患多囊性卵巢綜合症的姐妹們能提高警惕，並儘早行動採取治療。

精油配方

氣血雙補油

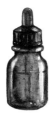

印度老檀香 11 滴、新疆墨紅玫瑰 5 滴、月季花 5 滴、三七 3 滴、艾葉 3 滴、丹參 3 滴，以 5% 精油濃度，調和在 30ml 當歸頭和黃精的中藥浸泡油裡。

使用方式 每天早晚各一次，抹在小腹、後腰腎區，搓至完全吸收即可。

提脾陽膏

茯苓 7 滴、白朮 5 滴、甜橙 4 滴、桂枝 4 滴、黑胡椒 2 滴、薑精油 2 滴，以 6% 精油濃度，添加在健運脾胃的 20ml 中藥浸泡油裡，並添加 10ml 有機原蜂蠟、5.3g 蘆薈脂，製作成精油膏。

使用方式 每天 2～3 次，將複方精油塗抹在肚子上。

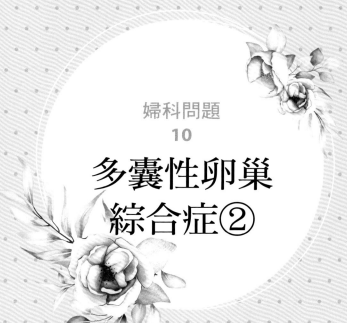

婦科問題
10

多囊性卵巢
綜合症②

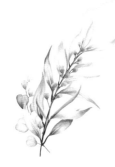

多囊性卵巢綜合症

肝腎脾胃經掌管經血

　　女性的月經跟肝經、腎經、脾胃經這三條經絡的關係最密切——腎藏精司二陰，為先天之本；肝藏血，喜條達，司血海，為經血之本；脾統血，生化氣血，為後天之本。三者的經氣會於任脈。另外，有些肝火旺容易導致肝腎陰虛，造成卵巢早衰、過早絕經的現象。所以，女人不要動不動發脾氣呀，後果可是很嚴重的！

個案解說

　　Y 小姐今年 25 歲，身高 165CM，50.5 公斤（101 斤），人看起來高瘦、白淨的樣子。她才剛剛大學畢業一年多。Y 小姐對自己要求非常嚴格，讀書的時候就這樣子了，每門功課，每次考試必須達到自己訂下的目標，否則會不開心很久，幾天幾夜睡不著。

　　她大學讀的是司法。因為他有個舅舅在法院上班，她本來打算讀完大學出來直接可以去法院上班，誰知道法院的工作被另外一個人頂替了，Y 小姐一氣之下自己創業做貿易生意。因為大學的訓練讓她的英文口說能力很不錯，所以做外貿生意應對外國人完全沒問題。

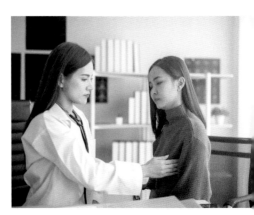

　　但是，萬事開頭難，沒有任何人脈的

Y 小姐壓力非常大，一人公司，找貨源、聯繫買家都自己來，經常顧不上吃飯，餓了就隨便啃個水果。還一年不到，就瘦了 10 幾公斤。直到月經快半年沒有來了，Y 小姐才發現問題很大，急急去看醫生。她檢查驗了性激素六項，加上超音波檢查卵巢、子宮，最終醫生告訴她得了多囊卵巢症。醫生給處方藥「Diane-35（黛麗安／達英 35）」，有吃藥月經就來，不吃藥月經又不來了，這樣子過了快半年，Y 小姐意識到不行，通過朋友來找我。

通過網路諮詢，我瞭解到上面的資訊，然後讓 Y 小姐拍下她的舌頭，發照片給我。我發現她的舌頭白膩、胖大，舌邊捲得很嚴重。**這表示她宮寒腎陽虛，脾胃虛引致氣血虛，肝鬱以致於有乳腺增生的問題。**

Y 小姐說，從月經第一次來開始，每次月經來前一週胸部就一直漲痛，平常也能摸到乳房硬塊。因為 Y 小姐的媽媽及幾個好同學也同樣有經前胸部脹痛的問題，所以她以為這樣是正常的，殊不知這是乳腺增生的表現。依照 Y 小姐情況看來，她最大問題在肝經，肝經太鬱了導致肝沒辦法疏泄，肝血就卡死出不來。

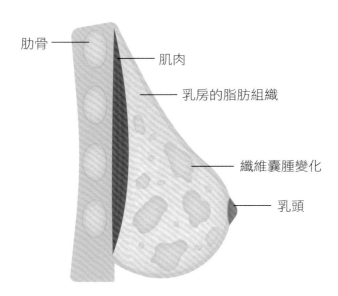

肋骨

肌肉

乳房的脂肪組織

纖維囊腫變化

乳頭

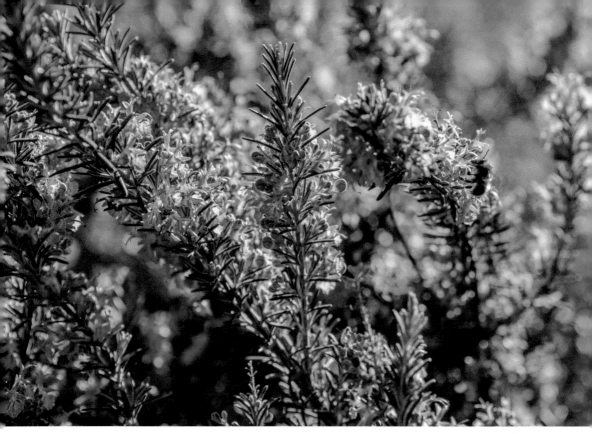

▲馬鞭草酮迷迭香

　　針對 Y 小姐的情況，中醫上歸為閉經症，閉經為婦科多發病之一。閉經又分原發性和繼發性兩類。以 Y 小姐情況看來，屬於繼發性閉經，她這種本來已經建立正常月經週期，但因為某些原因引發月經停止超過 3 個月沒來；她是虛實兼夾，有肝鬱氣結、寒凝，脾虛、痰濕阻滯，沖任受阻、胞脈不通。

　　因此，我給她訂製了四種配方油和兩種中藥湯方：

1. 疏肝化結油

2. 放鬆安睡精油

3. 提脾陽膏，搭配薑精油

4. 溫宮提陽油

5. 健脾祛濕湯

6. 中藥合方「啟宮丸，加味逍遙丸加減方」。

1. 疏肝化解油

馬鞭草酮迷迭香、佛手柑、柴胡、義大利橙花、白玫瑰精油，精油濃度3%，調配在聖約翰草油和琉璃苣油裡。

每天早晚 一次，抹 6 滴在右邊胸下的肝區，3 滴在胸部中間的膻中穴，適量塗抹在胸部硬塊上，輕輕揉至吸收。還有 2 滴在兩隻腳背的太衝穴，抹上油輕輕打圈後讓皮膚吸收後，稍稍用力往腳趾方向推。剛開始時候，推太衝穴肯定會疼，不建議推太猛，力度以自己可接受為主，多推幾次慢慢就不會痛了。

配方裡的馬鞭草酮迷迭香為君，它有很好的柔肝、護肝、疏肝、養血的作用，同時它也是脾胃經常使用的精油，有健脾化痰作用。

因為脾虛即生痰，往往肝經裡的火跟痰互結成塊，也是乳腺增生常見的原因之一。

佛手柑精油用在疏肝解鬱，我們應該選擇沒有去光敏性的佛手柑精油，因為「呋喃香豆素」能夠好好放鬆情緒，有調達肝經的作用。如果使用 FCF 佛手柑效果會大大打折。還有佛手柑精油來自果皮，能疏肝理氣，配合義大利苦橙花、柴胡，就能有效疏肝、放鬆情緒，加上白玫瑰具有柔肝、疏發肝氣，養肝血的作用。Y 小姐配合加味逍遙丸、啟宮丸等中藥合方使用7～8 天後，直呼整個胸膛很舒暢。

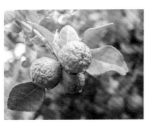 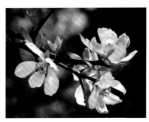 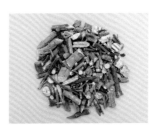

▲佛手柑　　　　▲義大利苦橙花　　　▲柴胡

2. 放鬆安睡精油：

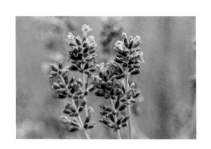

　　高山薰衣草 2ml、羅馬洋甘菊 1ml、印度橙花 1ml、義大利橙花 1ml。

　　混合後用來薰香、泡澡用。睡覺時可以抹 2 滴在胸口，或在枕頭上滴 2 滴。這裡放鬆安睡油重點是不要多用，2～3 滴即可。如果泡澡就用 6-8 滴，先滴在一杯牛奶裡面，混合均勻後倒入浴缸溫水裡，泡 15～20 分鐘就可以了。只要是壓力引起的失眠或睡眠不好，我都很喜歡用高山薰衣草搭配印度橙花和義大利橙花。

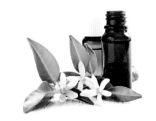

　　高山薰衣草（學名：Lavandula angustifolia）生長的海拔每高 1000 米所含的酯就多 1%，酯有放鬆及安撫交感神經的功能。高山薰衣草的香氣很纖細，清新的花香味夾雜一點藥草味，很安心療癒的味道。

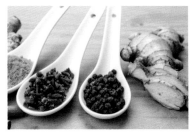

　　然後印度橙花是很純正的花香味，帶一點點粉脂味道，因為印度人工成本較低，橙花是以人手一朵一朵摘下來蒸餾，個人認為最純正的橙花精油是來自印度；而義大利的橙花不知道是蒸餾完成後摻入橙葉精油，還是蒸餾時直接也扔進橙葉嫩枝，摻合了橙葉和橙花的味道。所以，平常放鬆心情、舒緩壓力問題，我喜歡使用印度產加上義大利產的橙花精油。

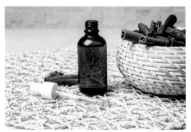

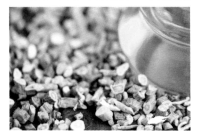

3. 提脾陽膏＋薑精油：

黑胡椒、馬鞭草酮迷迭香、佩蘭、茯苓、甜橙、桂枝精油，精油濃度 6%，做成精油膏。

按照患者舌頭寒濕程度，每天早晚各一次，每次加入 3～4 滴薑精油，以順時針方向揉肚子，雙手大拇指單方向往外刮。

只有把脾胃裡的寒濕膩瀉掉後，脾陽才能升起來。如果脾陽升不起來，吃什麼補品也沒有用，吸收運化不力，十天後再拍舌頭來看濕寒膩去得怎麼樣，等到濕寒膩去得八九十了。雙手大拇指就來回刮，平補平瀉。

4. 溫宮提陽油：

肉桂皮、CO_2 薑、黑胡椒、印度老檀香、茉莉、奧圖玫瑰，以精油濃度 6%，加入中藥浸泡油。

Y 小姐月經問題的源頭並不在腎，但是由於長期情緒壓抑，失眠引致陰虛損害了精血。另外，後天飲食不當，後天脾胃拖垮先天腎（我問診過很多男性，通常腎陽虛的男性，99%脾陽也虛；脾腎一個先天一個後天，關係非常密切）。

配方裡的肉桂皮、CO_2 薑、黑胡椒等精油，除了溫補腎陽，同時也是調理脾胃很重要的精油對。加上印度老檀香也是我補腎益氣必用。茉莉、奧圖玫瑰精油合在配方裡，可溫通經脈，滋陰養血。

每天早晚各一次，抹在小腹、後腰腎區，搓至完全吸收即可。有的人搓完會發熱；有的人不會發熱。請放心，並不是必須發熱才有效果，而是每個人體質感受不同而已。

5. 健脾祛濕湯

黃耆 20g、茯苓 15g、百合 15g、赤小豆 15g、陳皮一個、瘦肉 50～80g。

這都是日常保健湯水，正常人也建議經常喝，平常人不規定次數，有空有心情即可以喝。

做法：

1. 煲 2 小時。

2. 每週食用 2～3 次。

6. 啟宮丸＋加味逍遙丸加減方

黃耆 40g、續斷 30g、制半夏 30g、蒼朮 30g、神曲 30g、香附 30g、茯苓 30g、白朮 30g、川芎 30g

此湯方經常用在肝鬱及脾虛、痰濕阻絡型的多囊卵巢症，主要效果是益氣固腎，燥濕化痰，解鬱理氣。

做法：

1.磨成粉加蜂蜜，每一顆都搓成龍眼核大小。

2.每天早晚各吃 2 顆，溫水吞服。

7. 生活習慣與飲食：

我叮囑 Y 小姐：水果、牛奶、冰冷的東西全面忌口。我們現代人的體質不適合吃水果、牛奶這些敗脾陽的東西，沒有問題的人偶爾吃一點沒問題，脾虛脾陽差的人能不吃就不吃。

個案回饋

Y 小姐對配方反應很好，第 20 天月經就來了，之後第二個月月經如期而來，之後再配一套精油，用完後月經也是一直正常來。後來她的外貿生意慢慢上軌道。這五年月經都很穩定。之前聽到 Y 小姐分享結婚的好消息，踏入人生的另一階段。婚後不久，Y 小姐就報喜說懷孕 6 週了。

精油配方

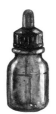

疏肝化結油

馬鞭草酮迷迭香 6 滴、佛手柑 4 滴、柴胡 4 滴、義大利橙花 2 滴、白玫瑰精油 2 滴，精油濃度 3%，加入 15ml 聖約翰草油和 15ml 琉璃苣油，製作成疏肝化結油。

使用方式　每天早晚一次，抹 6 滴在右邊胸下的肝區，3 滴在胸部中間的膻中穴，適量塗抹在胸部硬塊上，輕輕揉至吸收。還有 2 滴滴在兩隻腳背的太衝穴，抹上油輕輕打圈後讓皮膚吸收後，稍稍用力往腳趾方向推。

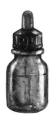

放鬆安睡精油

高山薰衣草 2ml、羅馬洋甘菊 1ml、印度橙花 1ml、義大利橙花精油 1ml，然後製作成複方純精油。

使用方式　混合後用來薰香、泡澡用。

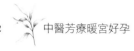

提脾陽膏＋薑精油

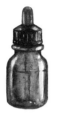

黑胡椒 8 滴、馬鞭草酮迷迭香 6 滴、佩蘭 4 滴、茯苓 2 滴、甜橙 2 滴、桂枝精油 2 滴，精油濃度 6%，添加在 20ml 中藥浸泡油裡，並加入有機原蜂蠟 10g，蘆薈脂 5.3g，製作成提脾陽膏。

使用方式 每天早晚各一次，每次加入 3～4 滴薑精油，以順時針方向揉肚子，雙手大拇指單方向往外刮。十天後，換雙手大拇指來回刮，平補平瀉。

溫宮提陽油

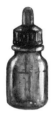

肉桂皮 6 滴、CO_2 薑 6 滴、黑胡椒 6 滴、印度老檀 10 滴、茉莉 3 滴、奧圖玫瑰精油 3 滴，精油濃度 6%，添加在 30ml 中藥浸泡油裡，然後製作成溫宮提陽油。

使用方式 每天早晚各一次，抹在小腹、後腰腎區，搓至完全吸收即可。

婦科問題
11

卵巢早衰
①

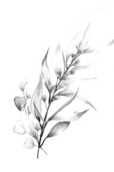

卵巢早衰
溫化脾胃，氣血雙補

40 歲前絕經是卵巢早衰

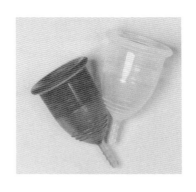

　　越來越多人發現月經量越來越少，頭髮大把大把的掉。要注意了！這是卵巢早衰的臨床表現，卵巢早衰（PREMATURE OVARY FAILURE，簡稱 POF），卵巢早衰是一個多種因素導致的卵巢功能過早退化。

　　《黃帝內經》云：「二七而天癸至，任脈通，太衝脈盛，月事以時下……七七任脈虛，太衝脈衰少，天癸竭，地道不通。」一般在 40 歲以前絕經的我們成為卵巢早衰。

　　《濟陰綱目》云：「腎水絕，則木氣不榮，而四肢干痿，故多怒，鬢髮焦，筋骨痿。」

　　臨床上卵巢早衰者常見皮膚乾燥，皺紋等老年化表現，此類患者舌質多降紅火嫩紅，少舌苔或無舌苔，脈象沉細無力。

個案解說

　　H 今年 38 歲，是一名護士，有一個 10 歲的孩子。兩年前，H 的老公發現肝癌末期，那段時間 H 特別辛苦！醫院裡要配合調班，回到家裡還要管小孩，照顧病榻上的老公，心理壓力及經濟壓之大不可言喻。每次洗

頭，滿地都是頭髮，發現頭髮大把大把掉；每次月經，點點滴滴、拖拖拉拉地來了 6～7 天。直到去年（西元 2019 年）9 月，老公去世後的第二個月，H 發現自己的臉老了十幾歲，不但頭髮稀疏，臉色黃萎，身上皮膚乾燥很多，還黃黃灰灰的斑塊很多。等到去醫院檢查抗穆勒氏管荷爾蒙（AMH）是 0.73（ng/ml），結果是卵巢早衰。H 一下子就哭了出來，哭完後她覺得自己才 38 歲，不能這樣子就老去。

AMH 是女性卵巢功能的指標，正常數值在 2～6.8 之間，以數值高為好，數值越低代表月經會逐漸停止。

月經不來是女性衰老的表現，女子以血為本，以肝為天，經常熬夜，月經量太大，過度憂慮，愛發脾氣會肝氣鬱結，過度節食等，這些都是損耗血海。

▼女人損耗血海，會容易卵巢早衰。

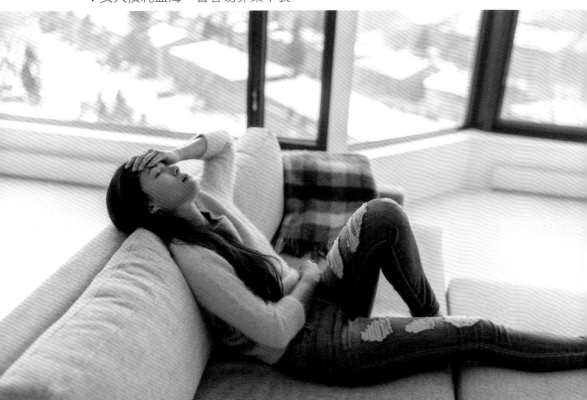

　　H 拍來的舌苔舌質白嫩、無苔、中間凹陷，舌面乾而無津液，很明顯是脾陽虛、腎陽虛、氣血虛、陰虛的表現，診斷是脾腎陰虛、血海空虛，必須調脾升陽、補腎養血。

　　針對卵巢早衰，我調配了三個配方：提脾陽膏、氣血雙補油、明目地黃丸。

1. 提脾陽膏：

　　成分包含茯苓、佩蘭、黑胡椒、甜橙、薑、肉桂皮等精油，以精油濃度 8%，製作成精油膏。每天早中晚擦三次，取黃豆大小份量，順時針繞著肚臍按摩到吸收，雙手大拇指來回刮平補平瀉。

　　配方裡的茯苓、佩蘭、黑胡椒精油都能健脾、促進消化，調理無舌苔的虛弱脾胃最有益；甜橙、肉桂皮精油大補脾胃，提升脾胃運化能力，薑精油能夠溫中化濕，調和脾胃；黑胡椒、薑、肉桂皮精油，協同提升脾胃陽氣。

　　脾胃是氣血生化之源，氣血承載著內分泌激素（荷爾蒙）。陰虛即血虛，女人卵巢早衰精血虧虛先陰虛。脾胃對於人的氣血、免疫力起著關鍵的作用。

　　基本上，我調理女人內分泌、月經問題，小孩的呼吸道問題或癌症末期病患的問題，95％都從脾胃入手，無一不勝。**脾胃是氣血的根基，是人體免疫最重要的一環！想要脾胃好必須要忌口——所有水果、乳製品、冰冷的食物都不吃。**因為我們現代人的脾胃陽

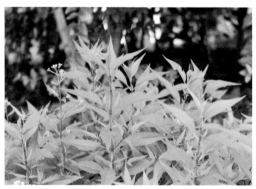

▲中藥佩蘭，屬於菊科，主入脾、胃，主治濕熱困脾，有化濕悅脾的效果。

氣已經很差了，普遍都脾陽不足，吃這些東西只會把脾陽敗得更徹底。也是因為這個原因吧，現在越來越多女人卵巢早衰。

2. 氣血雙補油：

　　成分包含印度老檀香、奧圖玫瑰、大花茉莉、桂花、沉香精油等精油，以精油濃度 5%，加入用中藥旱蓮草、女貞子、月季花製成的中藥浸泡油。

　　印度老檀精油補腎提陽最佳，奧圖玫瑰、大花茉莉、桂花精油能夠柔肝、滋陰、養血、生精，最後用沉香精油把腎陽之氣、腎陰之精給封存起來。

3. 明目地黃丸：

　　六味地黃丸是補腎陰的名方──包括**地黃、山藥、山萸肉、丹皮、茯苓、澤瀉**。六味加肉桂、附子就變成大補腎陽的桂附地黃丸，而明目地黃丸也是從六味地黃丸發展出來，在這六味藥裡加入**當歸、白芍、枸杞、菊花、蒺藜、石決明**。這裡的「明目」是指「肝開竅於目」，方子起到滋養肝腎的作用。有一句話「人老珠黃」形容女人老，非常狠毒。女人老了，肝腎陰虛就會人老珠黃了。看一個女人老不老，皮膚可以騙人，眼珠就騙不不人了。小孩子的眼珠靈動，眼睛水汪汪的。老了，眼珠怎麼也靈動不起來，滿目滄桑。所以，女人養好肝，眼睛好才能騙的了人。明目地黃丸每天早晚一次，每次 15～16粒，吃到改善就停止。

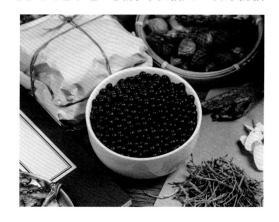

個案回饋

診斷完，馬上開始執行，用完一套產品後 H 小姐報告說這次月經提前五天來，月經量和天數沒有改變；接著用第二套，用完了也沒多大改變。這下我有點慌了，按照以往經驗不可能快三個月還沒有效果。但是，我還是堅持，請 H 小姐使用頻率變成每天三次。第三個月，月經提前兩天來，量多了一半，月經天數變成 5 天，還有頭髮變多且充滿光澤。第四套產品用完，剛好半年，月經週期維持 28 天，月經來 4～5 天，經血量適中。頭髮繼續增量中，皮膚變得柔軟水潤，眼睛也明亮很多。

精油配方

提脾陽膏：

茯苓 12 滴、佩蘭 8 滴、黑胡椒 4 滴、甜橙 3 滴、薑 3 滴、肉桂皮 2 滴，以精油濃度 8%，加入中藥浸泡油，並加入有機原蜂蠟 10g、蘆薈脂 5.3g，製作成精油膏。

使用方式　取黃豆大小份量，每天早中晚擦三次，順時針繞著肚臍按摩到吸收，雙手大拇指來回刮平補平瀉。

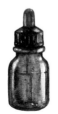

氣血雙補油：

印度老檀香 15 滴、奧圖玫瑰精油 5 滴、大花茉莉精油 3 滴、桂花 3 滴、沉香 4 滴，以精油濃度 5%，搭配用中藥旱蓮草、女貞子、月季花製成的浸泡油 30ml，效果最好。

使用方式　早晚各一次，將精油抹在小腹，後腰腎區，輕輕按摩直到精油吸收為止。

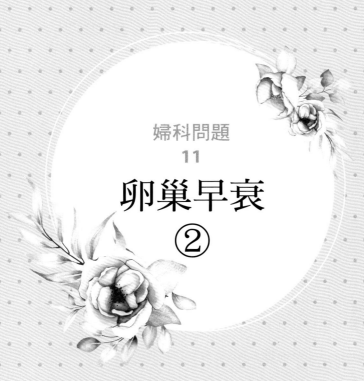

婦科問題
11

卵巢早衰
②

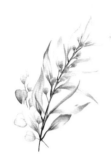

卵巢早衰
溫化脾胃，氣血雙補

子宮受損導致卵巢早衰

卵巢早衰是指月經在 40 歲或之前出現持續性閉經，性器官萎縮，並伴有卵泡刺激素和黃體生成素升高，而雌激素不足的綜合症。目前醫院診斷的標準是 40 歲前至少 4 個月以上閉經，並出現 2 次以上的濾泡刺激激素（血清）FSH>40/L，雌二醇<73 pmol/L 的情況。

卵巢早衰的治療極為困難，目前為止沒有明確有效的治療能證明恢復卵巢功能，所以我們作為女性要關注自己身體，如月經週期由正常改變為錯後，紊亂，月經量持續減少就應該及時做好預防。

卵巢早衰中醫古書上描述為：月水先閉，經水早斷。

清代《傅青主女科》曰：「女子七七而天癸竭……故未至七七之年，而經水斷絕。」這裡說的就是我們現在的卵巢早衰。《素問・舉痛論》：「勞則氣耗。」這裡指出妊娠期、產褥期、產後期過於疲勞均傷氣血。氣虛無力運血，血形不暢，血滯成瘀，胞宮，沖任功能受損，而發為閉經。

另外，宋代陳析《陳素庵婦科補解・經水不通屬七情鬱結方論》云：「七情者，喜怒憂思悲恐驚也，而婦人多憂怒悲思，肺，肝，脾三經氣血由此衰耗，驚恐傷膽腎，肝脾主血，肺主氣，腎主水，一有鬱結，則諸經受傷。」

現代人相比起古代，卵巢早衰多由外在環境及飲食不正常對月經影響最大，飲食過飽、過寒、過膩，皆是耗損脾胃導致氣血生化乏源，後天氣

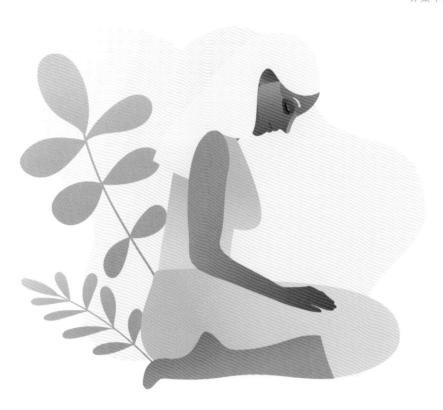

血不足，先天涵養乏力。損傷沖任之脈，血海不盈，導致過早閉經、卵巢早衰。

個案解析

　　歡歡今年 40 歲，從前年下半年開始月經開始紊亂，有時一個月來兩次，有時兩三個月才來一次。2019 年一整年月經都沒來，這時候她才懂得慌了。前年看了一整年醫生，醫生處方開了雌二醇藥物、益母草、坤泰膠囊等，每次月經不來就吃，不吃又不來，然後越吃月經越亂；這次月經幾個月沒來，歡歡老公說：「快去照超音波（B 超），萬一裡面長什麼東西就慘了！」嚇死歡歡了，馬上跑去照了超音波。這次去另一家醫院，但是醫生還是開相同藥物給她吃，檢查結果是卵巢早衰，子宮內膜比紙片還薄。

這個案例對我刺激很大，因為歡歡是我從小一起長大的閨蜜，我們讀同一家幼稚園，小學也同個班級（她坐在我前面），中學也同一個學校，她在二班；我在六班。嚴格來講，她還比我小一歲。你說不驚嚇，才不正常呀。

有必要講一下，**歡歡**媽媽就是教我們幼稚園的老師，小時候到中學時期我都很羨慕她，**歡歡**長得漂亮，高高瘦瘦、白皮膚，大眼睛，笑起來臉上還有兩個梨渦。小學六年級我們都來了初經。她的月經特別規律，每個月準時來，每次 5～7 天，她的月經量有點大，每天要換 7～9 片衛生棉（巾），來一次就起碼兩三包衛生棉沒了。

我呢，六年級來過一次，第二次是初中一年級再來，然後就是愛來不來；30 歲前，我一年就用 3～4 包衛生棉絕對足夠了。因為我是多囊卵巢症，一年來 6～8 次月經，每次最多來一天半，有時候一天不到大姨媽就跑了。

我們各自長大嫁人生娃，她生了一男一女，我用中醫芳療治好了自己的多囊卵巢症，生了 3 個孩子，最小的女兒才 9 個月大。我月經週期 28 天，每次來 3 天，量雖然不多，但是和以前相較起來是非常正常了。

《黃帝內經》上古天真論：

女子七歲，腎氣盛，齒更髮長；

二七而天癸至，任脈通，太衝脈盛，月事以時下，故有子；

三七，腎氣平均，故真牙生而長極；

四七，筋骨堅，髮長極，身體盛壯；

五七，陽明脈衰，面始焦，髮始墮；

六七，三陽脈衰於上，面皆焦，髮始白；

七七，任脈虛，太衝脈衰少，天癸竭，地道不通，故形壞而無子也。

《黃帝內經》把整個女性生理週期準確的描述出來，女子七歲為一輪，七歲換牙，說明腎氣開始充盈了，腎藏精主骨，齒為骨之餘；到了十四歲，走在身體前面的任脈通了，太沖脈旺盛了，所以月經來了；發展到二十一歲至二十八歲，身體最好的這段時間，慢慢隨著臟腑氣血衰退；到了三十五歲，沒有脾胃氣血的足夠濡養，陽明脈開始衰敗，陽明經走頭臉，所以臉色出現憔悴樣；四十二歲三陽脈衰（陽明脈、少陽脈，還有太陽脈）就開始出現白頭髮，臉色也不再紅潤了；四十九歲，任脈的血液供應更少了，月經開始紊亂，更年期開始了。

我們女性的月經跟脾肝腎三個臟腑關係最大，腎藏經，主生殖，肝藏血主疏泄，脾主腐蝕水穀，把它們消化，吸收，轉化成氣血運化供應給各個臟腑。

在古時候生活條件這麼差，女人也能撐到四十九歲開始更年期，我們這時代科技這麼發達，物質條件這麼好，我是打算起碼五十五歲才開始更年期呀，但是歡歡四十歲直接就卵巢早衰，絕經了，這對我衝擊能不大嗎？

我讓歡歡拍她的舌頭來給我看看，一看不出所料，主要問題在脾胃。舌頭又肥又寒濕，整個舌頭被濕膩包裹著，根本看不見舌頭該有的紅潤。

這些年做過很多月經問題──有減肥吃藥吃出來的**多囊卵巢症**；有後天痰濕體質導致的**內分泌失調**；有脾濕下注導致的**陰道炎**；有吃水果減肥導致的**慢性盆腔炎**。

究其原因，現代很多女人的問題，就是不懂得吃、亂吃吃出病來。

還有根據臨床案例，只要男人性功能不行，脾胃 100%都是差的。因為腎是先天，脾胃是後天。有的是脾胃差拖垮了腎；有的是先天腎弱拖垮了脾胃。反正脾胃和腎的關係非常好；小時候我媽老是說：「**沒有好的脾胃供應氣血，吃龍肉也吸收不了！**」今天我才發現如果我媽讀個中醫，一

定是大國手。.

　　第一步給歡歡調整脾胃，脾胃喜燥惡濕，所以先要溫化她脾胃，這麼濕膩。

　　蒸餾薑、豆蔻、黑胡椒都能用，然後廣藿香、羅勒去濕醒脾，甜橙補脾胃陽氣理氣。

　　脾胃膏成分包含：蒸餾薑 8 滴，豆蔻 6 滴，黑胡椒 3 滴，廣藿香 3 滴，羅勒 3 滴，甜橙 3 滴，製作成精油膏。每天 2～4 次，用精油塗抹肚子，再配合健脾祛濕化痰的湯水。

健脾祛濕化痰的中藥湯方

　　（一）黃耆 20g、赤小豆 10g、乾百合 10g、陳皮一片。赤小豆、乾百合前晚浸泡，每天早上煮水喝。

　　（二）茯苓 25g，黃耆 30g，白朮 10g，炒扁豆 20g，淮山 50g，芡實 15g，瘦肉約半斤，薑一大塊，煲湯喝。

　　基本上，我會在健脾的湯裡都會加黃耆，黃耆主要起到提氣補氣益脾作用，氣有推動作用，推動身體裡的水液代謝，健脾湯水裡少了這個提氣補氣的帶動，效果差 70%。

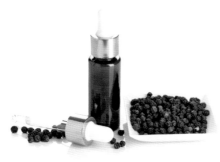

▲黑胡椒精油

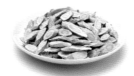

▲黃耆能補氣益脾

同一時間調配「氣血雙補油」

成分包含：印度老檀香 12 滴，當歸 12 滴，玫瑰 8 滴，地黃 6 滴，歐白芷 6 滴，羅馬洋甘菊 6 滴，添加在溫腎的中藥浸泡油裡。

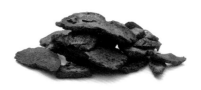

▲地黃能滋陰生血

當歸、玫瑰、地黃都具有滋陰生血的作用；羅馬洋甘菊疏肝、柔肝、養血，肝藏血；印度老檀香補氣、補腎、提陽；歐白芷溫通腎陽、有補氣整理氣機的作用。每天抹小腹和後腰兩次。小腹是任脈起點，後腰有督脈，氣和血都刺激活化了。而且配方裡當歸、玫瑰、地黃著重滋陰生血、養血，可以促進子宮內膜生化。

等舌頭上濕膩去的差不多了，**提脾陽膏的配方改為：**

甜橙 8 滴，黑胡椒 4 滴，馬鞭草酮迷迭香 4 滴，羅馬洋甘菊 3 滴，茯苓 3 滴、肉桂皮 2 滴，加在神朮湯的中藥浸泡油裡做成膏。

這個配方主要調整脾胃功能，順應脾胃喜燥惡濕的特點，配方裡的**黑胡椒、馬鞭草酮迷迭香**能溫化脾陽、去水濕，幫助消化，化膩消積。**甜橙、羅馬洋甘菊**調整脾胃功能，幫助消化；**肉桂皮**辛熱滋補脾胃，大補脾陽，大補腎陽，因為肉桂皮是補的，所以要等脾胃系統裡的寒濕膩清理好了才用，否則脾胃又髒又濕不補比補得好。

精油其實也屬於中藥的一部分，我們學中醫的中藥書裡經常也有寫這個中藥含什麼揮發油，這個揮發油就是精油。所以，精油和中藥一起使用，我覺得很順其自然，是渾然天成的事情。有的時候，精油配方不夠力的地方，我們儘量用中藥方子來補救，神朮湯主要是針對濕熱悶的天氣，起到散熱化濕的作用，所以大大順應了脾胃運化功能，提升了精油配方的協調性。

神朮湯

【成分】蒼朮、防風、甘草。

【主治】外感風寒，內傷飲冷。

我告訴歡歡，飲食方面要多吃五穀雜糧，小米粥，淮山這一類的。牛奶、水果、冰的東西一點不沾。歡歡說：呀？為什麼牛奶不要吃呀？我吃了幾個月減肥奶粉哦。

牛奶質地比較甜膩，容易招惹痰，痰濕的體質直接阻礙了身體的氣血暢通，所以你看我的去濕湯裡要添加一些補氣理氣的成分，氣血循環暢通要有氣的推動，有乾淨的通道，黏稠度合適的血液，我們的內分泌經分泌腺體分泌出來通過血液的運輸，跟其他腺體交通。

這個時候，每週起碼三次八珍湯加減方煲瘦肉，然後**氣血雙補油**改為**活血養血油**：

波旁天竺葵 20 滴、羅馬洋甘菊 20 滴、玫瑰 10 滴、歐白芷 10 滴、茉莉 5 滴、月見草油 30ML。

早晚一次，各 10 滴抹在小腹，主要起活血、滋養子宮作用。

這個配方主要因羅馬洋甘菊和玫瑰都有很好的疏肝、柔肝、養肝、活血作用。玫瑰花精油有白玫瑰和紅玫瑰——白玫瑰主要理氣養胃；紅玫瑰精油入血分、活血調經。這裡的玫瑰要選法國的玫瑰，法國玫瑰氣味比較細膩，含苞待放的玫瑰花萃取出來的精油效果最好，香能通竅行氣通血，如果花開放了香氣四散，功效就大減了。

精油由植物中萃取，植物和人一樣是天然的一部分，調油時候用鼻子去聞、用心去感受就會對這個精油有感應與領悟。

八珍湯

黨參 15g，茯苓 12g，白朮 12g，甘草 6g，當歸 9g，熟地 9g，川芎 9g，白芍 9g。

八珍湯主要用來氣血雙補調和脾胃，提升脾胃氣血生成功能，充盈氣血生成，填補腎精。

湯方主要由兩個經方組成，裡面的黨參，茯苓，白朮，甘草，叫**四君子湯**，四君子主要有健脾益氣作用，可以單獨拎出來作為調整脾胃用；後面的當歸，熟地，川芎，白

八珍湯

黨參：補中益氣，健脾益肺，生津養血。

茯苓：健脾祛濕，化痰寧心安身。

白朮：去濕利水，止汗安胎，健脾益胃。

甘草：解百毒，和百藥，消炎益氣。

當歸：補血活血，調經止痛，閏腸通便。

熟地：滋陰補血，補精益髓。

川芎：活血行氣，祛風止痛。

白芍：平肝熄風，柔肝補肝血，養血。

芍單獨叫**四物湯**，主要用於補血，是醫家常用的婦科經方，厲害的中醫可以從四物湯裡變化出千百個很有效的方子。

八珍湯適合脾虛脾胃不好、氣血虛弱的女生。可在月經後連續喝 4～6 天。因為是補湯，所以感冒時間不能喝，月經期間不能喝。體質濕寒濕熱的人應該先處理脾胃問題才能喝。

黨參我建議用最好的黨參皇，我自己經常用一支黨參切片煮成「獨參湯」。獨參湯是中醫的經典良方，整個湯方只單獨用「黨參」這味藥。每次煮 20-30g 的量，適合用於女人虛勞功能性出血。氣和血相依相偎，氣可以推動血液也能收攝血液。

我之前治療過一個嚴重經血過多的個案，就是重用了黨參。雖然黨參補氣，但是也屬於平和的，它的補氣作用，換句話說，也能去水

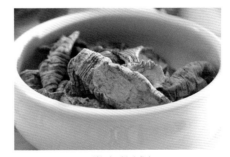

▲黨參能補氣

腫、通便。適合脾氣較虛，或者孕期水腫，平時便秘的人使用。我喝高麗參會燥且上火，但是喝黨參就不會。

《本草正義》記載黨參：「力能補脾養胃，潤肺生津，健運中氣，本與人參不甚相遠。其尤為可貴者，則健脾運而不燥，滋胃陰而不滯，潤肺而不犯寒涼，養血而不偏滋膩，鼓舞清陽，振動中氣，而無剛燥之弊。」

用油及湯方食補剛好一個月，6 月 13 號，歡歡來月經了。

之後的精油方子主要用來**調脾胃與補腎養血**。

因為脾胃為氣血生化之源，大部分脾胃不好的女人月經量都很大。脾生化氣血，還有另一個功用是統血。脾不統血就會導致月經量很大。女人貧血及卵巢早衰的根本原因之一就是長年累月出血量很大。

提脾陽膏：

甜橙 8 滴、黑胡椒 6 滴、肉桂皮 4 滴、茯苓 2 滴、白朮 2 滴、佛手柑 2 滴，加入 30ml 中藥浸泡油，並添加有機蜂蠟、蘆薈脂，製作成精油膏。

配方裡有甜橙、佛手柑提升脾胃消化能力，理氣化滯。黑胡椒、甜橙和肉桂皮提升脾陽化膩。

補腎養血油：

老檀香 8 滴、當歸 6 滴、玫瑰 6 滴、月季花 4 滴、胡蘿蔔籽 4 滴，以精油濃度 5%，加入 27ml 玫瑰果油浸泡葛根粉，以及 3ml 月見草油。

早晚各用一次。配合八珍湯補腎養血。

配方裡的老檀香補氣比較駿猛；當歸、玫瑰入血分補血；月季花、胡蘿蔔籽使月經規律。這時候就得慢慢調養，主要不讓月經成為虛耗身體陰陽的負擔。

當歸精油

　　屬於中藥油，中藥和精油都是來自自然界的植物，植物入藥用，講究道地和採收。當歸根據產地分類很多種，簡單來說可以分成川當歸和秦當歸——川當歸產於四川，味道比較剛猛，作用在行氣行血活血化瘀上比較好；秦當歸產於陝西一帶，辛散力比較弱一點，養陰補血效果好，它蒸餾出來的精油質地也相對厚重滋膩一些。一般我會用 CO_2 萃取根部的當歸精油。有句話說「四時五味」，植物在冬天會把營養收藏在根部，這叫冬藏。因此，冬天採收的當歸根，萃取出的精油品質也特別好。

精油配方

提脾陽膏 1　溫化脾胃、去濕膩

蒸餾薑 8 滴，豆蔻 6 滴，黑胡椒 3 滴，廣藿香 3 滴，羅勒 3 滴，甜橙 3 滴，加入 30ml 基礎油，並添加 15g 有機蜂蠟、8g 蘆薈脂，製作成精油膏。

使用方式　每天 2～4 次，飯後用精油塗抹肚子。

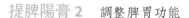

提脾陽膏 2　調整脾胃功能

甜橙 8 滴，黑胡椒 4 滴，馬鞭草酮迷迭香 4 滴，羅馬洋甘菊 3 滴，茯苓 3 滴、肉桂皮 2 滴，加入 30ml 的中藥神朮湯浸泡油，並添加 15g 有機蜂蠟、8g 蘆薈脂，製作成精油膏。

使用方式　每天 2～4 次，飯後用精油塗抹肚子。

提脾陽膏 3　幫助消化、提升脾陽化逆

甜橙 8 滴、黑胡椒 6 滴、肉桂皮 4 滴、茯苓 2 滴、白朮 2 滴、佛手柑 2 滴，加入 30ml 中藥浸泡油，並添加 15g 有機蜂蠟、8g 蘆薈脂，製作成精油膏。

使用方式　每天 2～4 次，飯後用精油塗抹肚子。

氣血雙補油

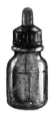

印度老檀香 12 滴，當歸 12 滴，玫瑰 8 滴，地黃 6 滴，歐白芷 6 滴，羅馬洋甘菊 6 滴，加入 30ml 中藥浸泡油。

使用方式　早晚各用一次 10 滴，塗抹在小腹，以及後腰腎區。

活血養血油：

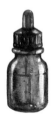

波旁天竺葵 20 滴、羅馬洋甘菊 20 滴、玫瑰 10 滴、歐白芷 10 滴、茉莉 5 滴，加入 30ml 月見草油。

使用方式　早晚各用一次 10 滴，塗抹在小腹，以及後腰腎區。

補腎養血油：

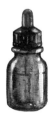

印度老檀香 8 滴、當歸 6 滴、玫瑰 6 滴、月季花 4 滴、胡蘿蔔籽 4 滴，以精油濃度 5%，加入 27ml 玫瑰果浸泡油，混合葛根粉，以及 3ml 月見草油。

使用方式　早晚各用一次 10 滴，塗抹在小腹，以及後腰腎區。

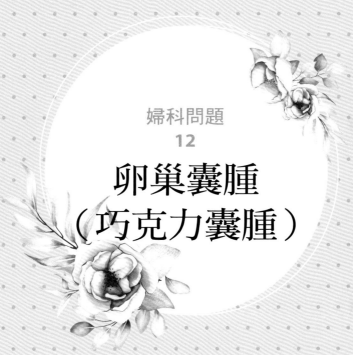

婦科問題
12

卵巢囊腫
（巧克力囊腫）

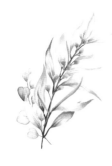

卵巢囊腫（巧克力囊腫）

脾胃濕寒，卵巢累積瘀血

　　現代人 90%脾胃虛寒，主要原因是我們經常待在冷氣房，這樣會造成外寒，然後吃的食物大多都從冰箱拿出來，特別是那些為了減肥每天只吃一顆水果的女性，全身都是寒氣。這些現象跟我們上一代父母輩就有很大區別了，然後我們的飲食每天三餐都吃肉，脾胃基本上都被膩住、困住了。脾胃受損對我們的五臟六腑的傷害特別大，五臟六腑都得靠脾胃生化分配氣血過去才能運作。

　　陽化氣陰成形，卵巢囊腫屬於中醫的「癥瘕」，為少腹（小腹兩側）有形之物，多因氣滯血瘀，痰濕內停，導致脾失健運，聚濕成痰，阻滯胞絡，漸成癥瘕。巧克力囊腫質地很黏稠，是瘀血和痰液的混合樣。

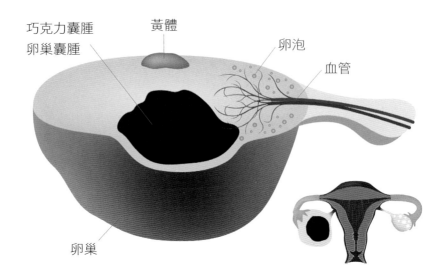

個案解說 1

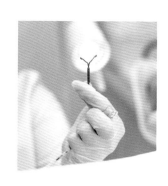

X 小姐是 30 歲的媽媽，最小的孩子才 2 歲。她說：「醫生，我剛 30 歲，半年前做了卵巢囊腫手術，之後打針讓月經停止半年，現在我要面對的是，婦產科醫生建議我裝上一種新型避孕器（Mirena；蜜蕊娜／曼月樂）達到永久停經的作用。我該何去何從呢？」

通過 X 小姐詳細的描述，還原故事的版本，她在 27 歲懷第一胎，懷孕前每年都有做體檢及婦科檢查，一直沒有任何問題。直到孩子出生半年後月經開始來了，去婦科檢查發現右邊卵巢有一顆 3 公分大的巧克力囊腫。中醫師建議保守治療，給她開了活血化瘀的中成藥。之後大概過了半年，有一天她感覺肚子墜墜脹脹的有點不舒服，就去醫院檢查，發現囊腫沒有縮小反而變成 5 公分大。西醫當時建議手術開刀把囊腫割掉，由於 X 小姐工作比較忙，需要安排時間，這樣子又拖了兩個月。突然有一天，她在工作期間發燒、肚子疼，高燒差不多 40 度。她去醫院檢查，醫生找不到原因，懷疑是卵巢裡的囊腫破裂發炎引起高燒，於是在醫院打了幾天點滴後直接手術把囊腫割掉。當時超音波（B 超）顯示，原本只有右邊一顆囊腫，變成左邊也有囊腫，而且同樣都 7 公分大。

手術後，醫生說這是**多發性卵巢囊腫**，要連續 6 個月打針停止月經，才能不讓卵巢長巧克力囊腫。X 小姐就連續打了 6 個月避孕針，上個月打完最後一針，醫生再建議 X 小姐直接上 Mirena 避孕器，以便達到永久停經的作用。

這樣子就能一勞永樂不會再長囊腫，也不用每個月來打避孕針了。如果不裝避孕器，可以吃避孕藥，避孕藥可以減少月經量。但是，真正能夠抑制囊腫再長的效果肯定沒有那麼好。

　　從 X 小姐的話中，我大概猜到她已經決定要裝避孕器。她說：「現在我不想再長這個囊腫，不想再次經歷手術，也不想再肚子痛了。」她經朋友介紹來找我，也只是想多找一個專業人士支持她的想法。而在問診的過程中，我大概也確定了她長這個多發性卵巢囊腫的原因。

　　我問 X 小姐：「你平常是不是經常喝牛奶，吃水果呢？」

　　X 小姐說：「是的，我每天都喝牛奶，吃水果。」

　　我請她拍個舌頭照片發來，她舌相非常差——舌苔厚膩，舌質虛浮，舌邊捲起波浪，舌頭中間有一條深坑把舌頭分開腫脹的兩邊塊。這種舌相是典型的**痰濕體質，脾腎陽虛，睡眠不好，肝氣鬱結**。

　　我告訴 X 小姐：「妳長巧克力囊腫的病源是因為牛奶及水果吃得太多，導致脾腎陽虛，痰濕體質，脾虛痰生，身體的氣血運行受到阻礙。無論你上不上這個避孕器，都要改變飲食習慣。」

　　X 小姐不明白我說的話，她問：「我生孩子之前一直很健康，也沒有長什麼東西，我的生活習慣也一樣，每天牛奶、水果呀，為什麼那時候沒有長這個囊腫呢？」

　　首先，女人及任何人身體的陽氣會隨這年紀越來越大，陽氣越來越弱，特別女人生孩子的時候身體的氣血會分了很大一部分出去，所以我們中國人有坐月子的習俗，坐月子是要把氣血補充回來。水果、牛奶屬於寒涼的東西，特別是牛奶，性質陰寒，濕，膩，很傷脾陽。脾陽被傷了，脾胃運化能力受損，氣血生化就不好。

　　脾為先天之本，氣血生化之源，脾有統血的功能；而**腎為先天之本，後天脾被傷到一定程度了，肯定會拖垮先天腎，而脾積累的寒會慢慢往下沉積到卵巢、子宮、盆腔、腎**。所以，女人千萬少吃冰凍、寒涼的食物。特別是月經期間一定不能吃！**因為這個時候我們子宮內膜的微細血管亢張充血，這個時候血管遇到冰寒就會形成瘀血，很可能就這樣子生成子宮肌瘤了**。月經期間要是注意保暖，不要穿短裙，或露腰、露肚子、露肩。盡

可能也不要吃辛辣，不要洗頭。

　　這案例裡，X 小姐基本上早已經決定上曼月樂了，她只是想多徵求一個人的支持，所以我只跟她分析了她形成卵巢囊腫的原因。最後我叮囑她，無論上不上這個避孕器，都必須把牛奶水果戒掉，才能真正做到避免復發！

　　中醫上，治療卵巢囊腫及子宮肌瘤常用桂枝茯苓丸加減方，桂枝茯苓丸用來活血化瘀、健脾化痰濕。

桂枝茯苓丸

　　【成分】桂枝 10g、茯苓 10g、牡丹皮 10g、白芍 10g、桃仁 10g

　　【加減方】

痛經：＋延胡索、香附、當歸。

瘀血明顯：＋三稜、莪朮。

便秘：＋大黃、芒硝。

閉經：＋枳實，紅花。

癥塊＆貧血：＋當歸芍藥散。

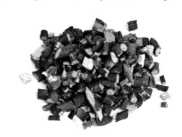

▲桂枝

　　中醫芳療上，治療卵巢囊腫是根據患者情況體質調配溫宮補氣油、溫宮化結油，配合提脾陽膏使用。主要起到溫化子宮，溫通經脈，起到行血、活血、化瘀的作用，氣血暢旺了自然就有化癥消結的作用。提脾陽膏配合健運脾胃提升脾陽，驅散水積，化痰消結的作用。必要時再配合桂枝茯苓丸或一些行氣活血的湯方。

個案解說 2

　　兩年前，36 歲的 JJ 小姐由朋友介紹來看診，她有一個 6 歲兒子，職業是公司會計，工作壓力不算大。但是，為人膽小，有點愛胡思亂想。

　　一邊卵巢囊腫，在左側卵巢裡有一個 5.6 公分大的囊腫，同時還有乳腺增生問題，通過諮詢，斷定 JJ 生病的原因在於壓力導致肝經鬱結，外加上她也是每天最少喝一杯牛奶，造成痰濕體質。

　　由於是朋友介紹來的，對我很信任。她說檢查的醫院建議先保守治療，所以也是開桂枝茯苓丸給她吃，然後配合我給她訂製的「溫宮補氣化結油」每天塗抹小腹、後腰腎區，早晚一次。同時忌吃水果、冰冷食品和牛奶，再配合抹改善脾胃功能的「提脾陽膏」和「舒緩乳腺增生油」。她的情況很快扭轉，前後用了 3 罐精油膏，4 個多月再去檢查，卵巢裡的囊腫消失了。

1. 溫宮補氣化結油：

　　成分包含當歸、歐白芷、莪朮、老檀香、艾草、玫瑰精油等，以精油濃度 6%，加入中藥浸泡油裡。早晚抹小腹，後腰腎區。

　　當歸、歐白芷、莪朮等精油有活血、破血、化瘀、消除囊腫的作用，老檀香可補氣推動血液迴圈，艾草溫陽通經絡，玫瑰精油補血活血。配方共奏破血、消腫的作用，還能固本培元，補充腎氣以補血。

2. 提脾陽膏：

　　成分包含茯苓、白朮、甜橙、杜松、馬鞭草酮迷迭香、佛手柑等精油，以精油濃度加入中藥浸泡油裡，並用有機蜂蠟和蘆薈脂製作成精油膏。每天塗抹肚子，雙手大拇指單方向往外刮。

　　茯苓、白朮、甜橙精油順應脾胃特性提升脾胃運化能力，運化水液；杜松、馬鞭草酮迷迭香、佛手柑精油消積化膩促進腸道蠕動，脾胃功能好才能改善痰濕體質。

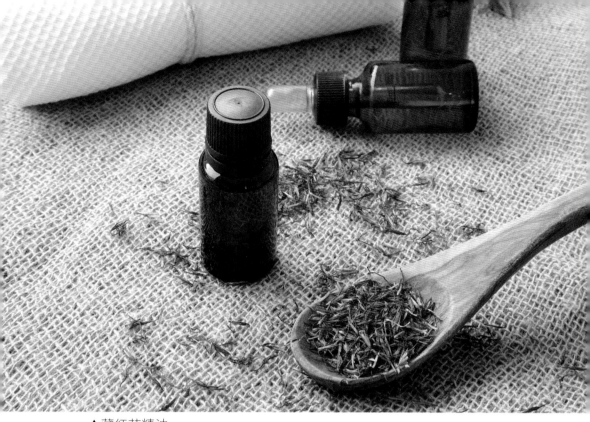

▲藏紅花精油

3. 舒緩乳腺增生油：

　　成分包含藏紅花、松紅梅、白胎菊、柴胡、薰衣草、玫瑰精油等，添加在疏肝的中藥浸泡油裡。每天早晚抹右邊胸下肝區、膻中穴、太衝穴以及乳腺增生的地方。

　　藏紅花、松紅梅、玫瑰活血化瘀，順理乳腺，消除乳腺增生。柴胡、薰衣草、白胎菊清肝鬱，幫助肝經疏泄。肝主疏泄，如果肝經抑鬱就會堵住，產生乳腺增生，乳腺結節等問題；肝經從腳趾往上所經的沿線都會形成包或塊或結。

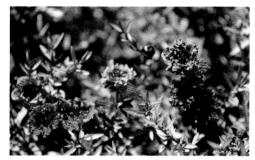

　　在給 JJ 諮詢時候，把這些問題發生的原因都解釋給她聽了，有些情況是體質導

▲松紅梅

致的，體質比較難以改變，所以建議 JJ 長時間用提脾陽膏和疏肝解鬱油，JJ 很認同，所以到現在她還是一直在用這兩個產品。現在社會生活壓力大，以前是十女九鬱，現在可以是十人九鬱，必須找一些適合自己的疏解壓力的方法才能維持身體的平衡！

精油配方

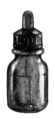

溫宮補氣化結油

當歸 10 滴、歐白芷 6 滴、莪朮 6 滴、印度老檀香 6 滴、艾草 4 滴、玫瑰 4 滴，加入 30ml 的中藥浸泡油裡。

使用方式　早晚抹小腹、後腰腎區。

提脾陽膏

茯苓 7 滴，白朮 7 滴，甜橙 6 滴，杜松 3 滴，馬鞭草酮迷迭香 3 滴，佛手柑 2 滴，加入 20ml 中藥浸泡油裡，並用有機蜂蠟 10g 和蘆薈脂 5.3g，製作成精油膏。

使用方式　每天塗抹肚子，雙手大拇指單方向往外刮。

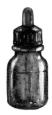

舒緩乳腺增生油

藏紅花 8 滴，松紅梅 5 滴，白胎菊 5 滴，柴胡 4 滴，薰衣草 4 滴，玫瑰 4 滴，加入 30ml 中藥浸泡油裡。

使用方式　每天早晚抹右邊胸下肝區、膻中穴、太衝穴，以及乳腺增生（乳房硬塊）的地方。

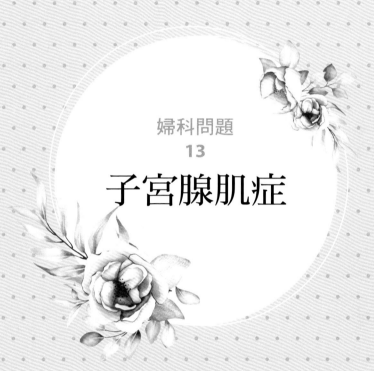

婦科問題
13
子宮腺肌症

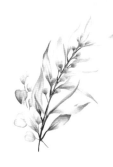

子宮腺肌症

排瘀血生新血，氣血歸經

「子宮腺肌症」這個名詞可能你會比較陌生，但如果我說子宮內膜異位症或許你就有所耳聞了。

子宮腺肌症屬於子宮內膜異位症的一種，兩者在生理層面的分別主要在於：子宮內膜異位症是子宮內膜細胞增生到子宮邊緣或外面，而腺肌症是子宮內膜細胞增生到子宮其它肌肉層了。

這個疾病最明顯的臨床表現就是子宮痙攣痛，通常在月經來潮前一週出現疼痛，經期結束得到緩解。患者初期還能勉強靠藥物止痛，但是隨著病情加重，後來即使服用了藥物也疼痛難忍。

子宮腺肌症雖然屬於婦科的良性腫瘤，不會直接致命，但是月經失調、嚴重的月經痛、性交痛和繼發性不孕等症狀會給女性身心造成不良影響，逐漸消磨人的意志，所以也有西醫稱其為「不死癌症」。

這些年來我先後治療過好多腺肌症患者，當中很大一部分是因這個症狀導致夫妻感情失敗而離婚。印象最深刻的是其中一個已經移民澳洲的 38 歲的香港 F 患者，她的腺肌症特別嚴重，每個月基本上有 22 天會肚子疼，就是從排卵期開始一直痛到月經結束後第三天，因為腺肌症導致不孕不育，嚴重影響夫妻生活，最終離了婚。

個案解說

這次要講的是另一個患者 H 小姐，年僅 37 歲，她的腺肌症大約有 10

年的時間了，每個月從排卵期開始至少有一個星期都處於子宮痙攣疼痛的狀態。據她形容，那是一種很嚴重的痛，最痛的時候甚至無法下床。每次去醫院，醫生都毫無例外地給她開止痛藥或止痛針，經過數次徒勞無功的保守治療，醫生建議她考慮做手術摘除子宮。

我想，無論是哪個女性都很難接受這樣的結果。

雖然 H 小姐已育有一個孩子，但是切除子宮的危害還遠不只喪失生殖繁衍功能。子宮參與了內分泌的形成過程，它可以分泌少量的雌激素和孕激素，維持女性的第二性徵和抗老化；而且正常的子宮是女人保持青春美麗的根本所在，摘除子宮會讓人提前閉經，加速機體衰老。以上種種危害，無一例外都是對女性尊嚴的沉重打擊。

H 小姐是從我去年出版的《兒童中醫芳療》這本書認識我，開始是想處理她女兒的咳嗽及腸胃問題，後來每天看我在網路上的分享，知道我擅長用中醫芳療調理婦科，通過和 H 小姐的詳細溝通，我摸清了她患子宮腺肌症的來龍去脈。

從中醫的角度來看，腺肌症的生理表像是子宮內膜細胞增生到子宮其它肌肉層，實則為氣血逆亂所導致。

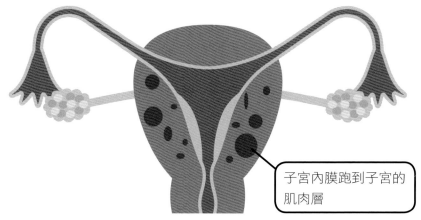

子宮內膜跑到子宮的肌肉層

▲瘀積在子宮的經血，堆積在肌肉層裡，就形成子宮腺肌症。

　　H 小姐屬於內斂又很有想法的人，正因如此，她很少表現負面情緒，也不懂得抒發負能量，許多時候都自己憋著心事。她說自己每次和別人有意見上的分歧都不敢說出來，等到自己一個人的時候又十分懊惱，所以從小都很羨慕那些性格直爽的人，可以有話直說，有憤怒就發洩。

　　長期潛藏的負面情緒並不會隨著時間消失，而是暗暗淤滯在身體的不同部位，尤其是肝。肝藏血，主導氣血的疏泄，肝氣鬱結自然而然會引起氣血逆亂。

　　足厥陰肝經從腳趾出發，由小腿內側一路向上循行，環繞陰部、小腹，繼續向上通過膈肌，分佈在胸脅位置，最終直到頭頂。肝經繞過的地方，容易因為肝氣鬱結而出現疼痛、腫塊的情況，比如乳腺結節、卵巢囊腫等。

　　中醫會把這一類問題歸於情志問題，所以治療肝經循行部位的疾病，首要一點是調節情志，通過疏理肝經來引導氣血歸經回位。

　　我給 H 小姐調配了兩種配方，如下：

1. 疏肝化結油

　　白玫瑰精油 5 滴、白胎菊精油 5 滴、高山薰衣草精油 3 滴、三七精油 2 滴、澳洲檀香精油 2 滴、永久花精油 2 滴，加入聖約翰草油 30ml。

　　配方思路：順氣理氣，疏肝柔肝，化瘀養血。

　　白玫瑰精油特性陰柔，具有極佳的滋陰效果，同時擅長疏肝、瀉肝火，協同白胎菊精油柔肝、養肝的特性，和澳洲檀香精油疏肝、理氣、養氣的特性，效果更出色。

　　有一句民間俗語說「瘀血不化，新血不生」，要想有新血，就

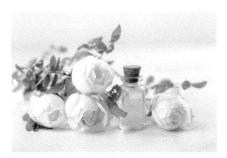

▲白玫瑰精油能滋陰、疏肝。

應該先排除瘀血！所以我用三七精油和永久花精油，這兩支精油的活血化瘀效果一流。

高山薰衣草精油含酯類化學分子比低海拔的真正薰衣草精油更高，因此氣味更甜美柔和，更能安撫躁鬱，疏解身心壓力，所以我用它在這個配方裡有兼顧養肝的作用。

2. 溫宮補氣（化結）油

印度老檀香精油 10 滴、當歸精油 8 滴、永久花精油 5 滴、白玫瑰精油 5 滴、艾草精油 4 滴、高山薰衣草精油 4 滴，加入聖約翰草油 30 ml。

配方思路：補腎陽，補腎氣，引血歸經。

印度老檀香精油有強補腎陽和補腎氣的作用，而且力度比澳洲檀香精油強效 N 倍，由於其珍稀和絕佳的補腎效果，我幾乎只用它來作為調溫宮精油的配方。在前面的疏肝配方中，我借助澳洲檀香精油的輕柔特性來輕微地補氣和理氣，這是因為輕柔的氣更容易被理順；而溫宮油中使用印度老檀香精油，能強力補腎陽和補腎氣，推動身體陽氣生成，同時和澳洲檀香精油協同呼應。

當歸精油具有補血和引血歸經的特性，前面介紹過腺肌症的病因是氣血逆亂，所以我需要用當歸精油把宮腔內異位的細胞引導歸位。

在艾草精油的選擇上面，我十分講究，只選用陽氣最充足的「五月艾」蒸餾出的精油，這才能給氣足夠的動力去升騰，去推動血的流動，從而避免瘀血在體內的積滯。

她用完一瓶油後，對改善月經痛很有感，然後繼續根據體質調配溫宮補氣化結油，前後用了 3～4 個精油套組，H 小姐的疼痛已經差不多全好了，只會在月經來的時候有一點點墜脹感。她最近一次去醫院檢查，醫生看了超音波（B 超）很驚訝，子宮肌肉層已經沒有紊亂的細胞了。這是 H 小姐做夢都不敢想的事情！

精油配方

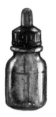

疏肝化結油

白玫瑰精油 5 滴，白胎菊精油 5 滴，高山薰衣草精油 3 滴，三七精油 2 滴，澳洲檀香精油 2 滴，永久花精油 2 滴，加入聖約翰草油 30ml。

使用方式 每天早晚各一次塗抹 5～6 滴油抹在右胸下面肝區，2～3 滴抹在膻中穴上，用手的大魚際往上推撥，以及雙腳大拇指和食指之間的太衝穴，各兩滴往腳趾方向推，直至精油被充分吸收。

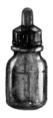

溫宮補氣（化結）油

印度老檀香精油 10 滴，當歸精油 8 滴，永久花精油 5 滴，白玫瑰精油 5 滴，艾草精油 4 滴，高山薰衣草精油 4 滴，加入聖約翰草油 30ml。

使用方式 早晚各使用 10 滴，塗抹在小腹，以及後腰腎區。

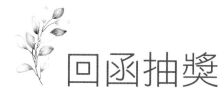

回函抽獎

請掃描右側 Qrcode，並填妥線上回函完整資料，即有機會抽中「甜橙精油膏（20ml）」乙瓶

★**中獎名額：**共 3 名。

★**活動日期：**即日起～2021 年 01 月 07 日。

★**公布日期：**2021 年 01 月 08 日會以 EMAIL 通知中獎者。

※中獎者需於 7 日內用 EMAIL 回覆您的購書憑證照片（訂單截圖或發票）
　 方能獲得獎品。若超過時間，視同放棄。

※一人可抽獎一次。本活動限台灣本島及澎湖、金門、馬祖。

※公關書或作者、活動贈書，不具抽獎資格。

★追蹤大樹林出版社臉書，獲得優惠訊息及最新書訊。

贈品資訊

甜橙精油膏

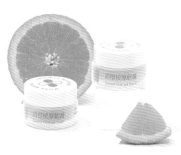

主要成分：黑胡椒、豆蔻精油……。純天
然草本植物精油配方，成人嬰兒都可放心
使用。

功效：健胃、助消化、幫助排氣、促進腸
道蠕動。

使用方法：取適量軟膏於手心融化，在肚子上輕柔打圈揉搓至膏體完全吸
收。建議一天使用 2～6 次。

儲存方式：使用後及時密封，存放於陰涼乾燥處；避免強光直射；避免孩
子誤食。

注意事項：使用前請在耳後做過敏測試。

國家圖書館出版品預行編目(CIP)資料

中醫芳療暖宮好孕：用精油排宮寒、暢氣血，根治婦科
病，超過一千對不孕夫妻都自然懷孕了！／蔡嘉瑩著. --
初版. -- 新北市：大樹林，2020.11
　面；　公分. --（自然生活；42）
ISBN 978-986-99154-4-1（平裝）

1.芳香療法　2.婦科治療　3.中醫

418.995　　　　　　　　　　　　　　109012928

自然生活 42

中醫芳療暖宮好孕
用精油排宮寒、暢氣血，根治婦科病，超過一千對不孕夫妻都自然懷孕了！

作　　者／蔡嘉瑩
總 編 輯／彭文富
執行編輯／黃懿慧
內文設計／菩薩蠻數位文化有限公司
封面設計／葉馥儀
月季花圖片／莊溪
出 版 者／大樹林出版社
營業地址／23357 新北市中和區中山路 2 段 530 號樓之 1
通訊地址／23586 新北市中和區中正路 872 號 6 樓之 2
電　　話／(02) 2222-7270　　　傳　　真／(02) 2222-1270
E - m a i l ／notime.chung@msa.hinet.net
官　　網／www.gwclass.com
Facebook／www.facebook.com/bigtreebook
發 行 人／彭文富
劃撥帳號／18746459　　　　戶名／大樹林出版社
總 經 銷／知遠文化事業有限公司
地　　址／新北市深坑區北深路 3 段 155 巷 25 號 5 樓
電　　話／02-2664-8800　　　傳　　真／02-2664-8801
初　　版／2020 年 11 月

定價／520 元　港幣／173 元　　ISBN／978-986-99154-4-1